环境卫生设施运行技术

HUANJING
WEISHENG
SHESHI
YUNXING
JISHU

U0251607

李 蕾 徐 云 吴小清 陈 亮 吴仕奎／著

中国环境出版集团·北京

图书在版编目（CIP）数据

环境卫生设施运行技术 / 李蕾等著 . —北京：中国
环境出版集团，2024.8
ISBN 978-7-5111-5856-7

Ⅰ.①环… Ⅱ.①李… Ⅲ.①环境卫生—卫生设备—
运行 Ⅳ.① R12

中国国家版本馆 CIP 数据核字（2024）第 093678 号

责任编辑 张 佳
封面设计 光大印艺

出版发行 中国环境出版集团
　　　　　（100062 北京市东城区广渠门内大街 16 号）
　　　　网　　址：http://www.cesp.com.cn.
　　　　电子邮箱：bjgl@cesp.com.cn.
　　　　联系电话：010-67112765（编辑管理部）
　　　　　　　　　010-67175507（第六分社）
　　　　发行热线：010-67125803，010-67113405（传真）
印　　刷 北京中科印刷有限公司
经　　销 各地新华书店
版　　次 2024 年 8 月第 1 版
印　　次 2024 年 8 月第 1 次印刷
开　　本 787×1092　1/16
印　　张 13.25
字　　数 270 千字
定　　价 68.00 元

中国环境出版集团郑重承诺：
中国环境出版集团合作的印刷单位、材料单位均具有中国环境标志产品认证。

前 言
PREFACE

环境卫生设施是指以保障环境卫生功能的正常发挥、防范公共卫生安全风险和维护人民健康为目的，用于收集、运输、转运、处理、综合利用和最终处置城市生活垃圾等的工程设施。环境卫生设施的运行是指对环境卫生设施进行操作、维护、管理，保证设施正常运行，处理处置污染物的活动。环境卫生设施运行技术是指在环境卫生设施的全生命周期内，以系统工程的方法，确保设施可靠运行的工程技术。

本书以垃圾焚烧发电厂的运行维护和检修作为典型案例，阐述环境卫生设施运行的相关理论基础和实践经验，可供从事环境卫生设施运行管理的同行参考。

全书共分6章。第1章为绪论，讲述环境卫生设施的定义、内容及运行的理论基础和基本理念；第2~4章为环境卫生设施运行维护、检修及现场管理等；第5章为设施和设备迭代；第6章为改进与创新。全书由重庆大学李蕾及泸州兴泸环境集团股份有限公司徐云、吴小清、陈亮、吴仕奎著作。参与写作的还有重庆大学韩林沛（2.1~2.9）、张亦凡（3.1~3.3、3.7~3.10）、罗思晗（4.1~4.3）、周恒冰（5.1）、陈颜子云（6.1）。

在本书的编写过程中，还参考引用了一些从事教学、科研、生产工作的同志撰写的教材、论文等有关文献资料，在此一并表示感谢。

由于著者的水平有限，书中难免存在观点偏颇和论述疏漏之处，欢迎广大读者不吝指正。

目 录
CATALOGUE

1 绪　论

1.1　环境工程

1.1.1　环境工程的定义

根据《环境管理体系　要求及使用指南》（GB/T 24001—2016/ISO14001：2015），环境是指组织运行活动的外部存在，包括空气、水、土地、自然资源、植物、动物、人，以及它们之间的相互关系。人类与环境之间是一个有着相互作用、相互影响、相互依存关系的对立统一体。人类的生产和生活活动作用于环境，会对环境产生影响，引起环境质量的变化；相反，污染了的或受损害的环境也会对人类的身心健康和经济发展等造成不利影响。《环境信息术语》（HJ/T 416—2007）对环境工程定义为：保护自然环境和自然资源、防治环境污染、修复生态环境、改善生活环境和城市环境质量的建设项目以及工程设施。当代社会的发展使人类与环境之间的作用和反作用不断加剧，环境和环境工程问题越来越引起人们的关注和重视。

1.1.2　环境工程的主要内容

环境工程主要包括水污染控制工程、大气污染控制工程、固体废物污染控制工程、物理性污染控制工程、生态修复工程以及新污染物控制工程等。

（1）水污染控制的主要任务是预防和治理水体污染、保护和改善水环境质量、合理利用水资源及提供不同用途和要求的水资源等。主要研究领域有水体自净及其利用，城市污水处理与利用，工业废水处理与利用，给水处理，城市、区域和水系的水污染综合整治，水环境质量标准和废水排放标准等。水污染控制工程是防治水环境污染、改善和保持水环境质量、实现污水资源化的工程。

（2）大气污染控制的主要任务是预防和控制大气污染、保护和改善大气环境质量。主要研究领域有大气质量管理，烟尘治理技术，气体污染物治理技术，城市、区域大气污染综合整治，室内空气污染控制，大气质量标准和废气排放标准等。大气污染控制工程是防治和减轻人类生产和生活活动引起的大气污染的工程。

（3）固体废物污染控制的主要任务是研究工业固体废物、生活垃圾、农业固体废物、危险废物、放射性固体废物的处理、处置和回收利用资源化等的工程技术措施。主要研究领域有固体废物管理、固体废物无害化处理与处置、固体废物的综合利用和资源化、放射性及其他有毒有害废物的处理处置等。固体废物污染控制工程指减少固体废物的产生，充分、合理利用和无害化处理处置固体废物，以防止其对环境造成污染的工程。典型生活垃圾固体废物处理设施见图1-1。

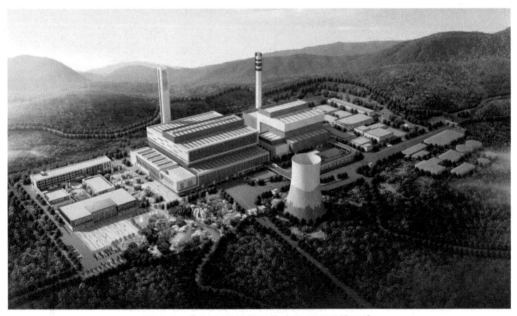

图1-1　典型生活垃圾固体废物处理设施示意

（4）物理性污染控制工程包括噪声污染控制工程、振动污染控制工程和电磁辐射污染控制工程，分别指降低声源的噪声辐射、控制噪声的传播和接收的工程，减弱物体振动并阻止其传播的工程和防止电磁辐射造成有害影响的工程。主要研究领域有噪声污染控制技术，振动、电磁辐射、放射性、光、热等其他物理性污染控制技术。

（5）生态修复工程是指通过人工干预，恢复和重建受到破坏的生态系统，以实现生态系统的自我修复和自我更新的工程。生态修复工程的目的是恢复生态系统的功能和维持生态系统的稳定性，提高生态系统的生产力和生态效益，保护生态环境，维护生态平衡。生态修复工程包括水土保持、植被恢复、湿地修复、河流治理、海岸带修复等。

（6）新污染物控制工程是指减少持久性有机污染物、内分泌干扰物、抗生素、微塑料等新污染物产生，评估其环境风险，对其进行治理以降低新污染物环境风险的工程。主要措施包括完善法规制度，建立健全新污染物治理体系；开展调查监测，评估新污染物环境风险状况；严格源头管控，控制新污染物产生；强化过程控制，减少新污染物排放；深化末端治理，降低新污染物环境风险及加强能力建设；探索新污染物全生命周期管理。

1.1.3 环境工程学

环境工程学是在人类控制环境污染、保护和改善生存环境的过程中诞生的，是环境科学的一个分支，也是工程学的一个重要组成部分。它是一门运用环境科学、工程学和其他有关学科的理论和方法，研究保护和合理利用自然资源，控制和防治环境污染，以改善环境质量，使人们得以健康和舒适地生存和发展的学科。因此，环境工程学有两个方面的任务：既要保护环境，消除人类活动对环境的有害影响，又要保护人类，使其免受不利的环境因素对人体健康和安全的损害。

20世纪，根据化学、物理学、生物学、地学、医学等基础理论，运用卫生工程、给排水工程、化学工程、机械工程等技术原理和手段，解决废气、废水、固体废物、噪声污染，并采用综合防治措施和对控制环境污染措施进行综合技术经济分析的环境工程学逐步形成。

1.2 全面质量管理

1.2.1 质量及质量管理

质量是指一组固有特性满足要求的程度。对各类环境污染控制工程而言，好的质量不仅要符合技术标准的要求（符合性），同时要满足委托方（政府部门）的要求和所有相关方的要求（适用性），如社会的要求（环境、资源公共卫生等）、员工的要求（健康、安全等）。关于质量的计划、组织、控制与协调活动被称为质量管理。

1.2.2 质量管理的发展历程

质量管理的发展经历了质量检验、统计质量控制（SQC）和全面质量管理3个阶段，如图1-2所示，3个阶段的特点如表1-1所示。

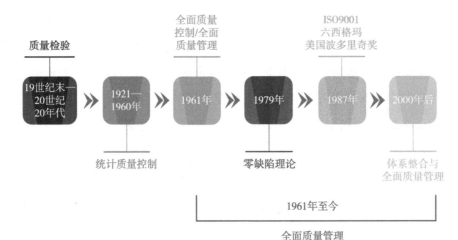

图 1-2　质量管理发展阶段

表 1-1　质量管理发展 3 个阶段的特点

阶段	质量标准	特点	工作重点	检测手段	管理范围	标准化程度	类型	执行者
质量检验阶段（19 世纪末—20 世纪 20 年代）	通过检验保证产品符合既定标准	事后把关	重点在生产制造过程	技术检验	产品质量	未订标准化要求	防守型	监工
统计质量控制阶段（1921—1960 年）	按既定标准控制	生产过程控制	扩大到设计过程	加上数理统计方法	产品质量和工序质量	部分标准化	预防型	专业技术人员
全面质量管理阶段（1961 年至今）	以用户需求为真正标准	全面控制，预防为主	涵盖设计、生产及使用等过程	经营管理、专业技术、数理统计相结合	产品、工序、过程	严格实行标准化管理	全攻全守型	全员

　　质量检验阶段产生于 19 世纪末，通过检验的方式来控制和保证产品质量，起到事后把关的作用。

　　统计质量控制阶段产生于 1921 年，运用统计方法对工序进行分析，及时发现生产过程中的异常情况，确定产生缺陷的原因，迅速采取对策加以消除，使工序保持在稳定状态。质量管理从事后把关转向事先预防。

　　统计质量控制的应用减少了不合格品的产生，降低了生产费用。但是现代化大规模生产十分复杂，影响产品质量的因素多种多样，单纯依靠统计方法不可能解决所有质量问题。随着大规模复杂系统的涌现和系统科学的发展，质量管理也走上了系统工程的道路。美国著名质量管理专家朱兰指出，为了对质量进行有效控制，除统计质量控制外还有许多重要的质量职能必须加以关注。1961 年，费根堡姆首先提出"全面质量管理"的概念。费根堡姆认为，解决质量问题不能只局限于制造过程，解决质量问题的手段也不能局限于统计方法，必须结合企业的各种流程和职能，建立一整套质量管理的工作系统。由于把质量管理的着眼点从生产加工环节扩大到组织管理的全部流程和职能，质量管理逐步发展到全面质量管理阶段。

在费根堡姆这一理论的基础上，各国结合自身的实际情况，对全面质量管理理论进行了拓展与升华，使得全面质量管理的范围不再局限于单一领域，而是成为一种综合性的经营管理概念。ISO9000 对全面质量管理的定义为：一个组织以质量为中心，以全员参与为基础，目的在于通过让顾客满意和本组织所有成员及社会受益而达到长期成功的管理途径。

1.2.3　全面质量管理的基本要求

全面质量管理从 1961 年演变至今，慢慢发展为以全员参与为基础，使顾客满意的一种质量管理方法。在企业的经营管理中，发挥全面质量管理的优势，对企业经营管理的设计研发、加工制造、使用售后等各个阶段进行质量管理，对企业经营管理的各阶段质量进行有效控制，保证各阶段的质量，促进企业健康、稳定发展。全面质量管理的特点可以概括为"三全一多样"，即"全员、全过程、全组织，多方法"。

1.2.3.1　全员的质量管理

全员的质量管理是指产品质量人人有责，人人做好本职工作，全体参加质量管理，才能生产出顾客满意的产品。全员质量文化 4 个层次见图 1-3。

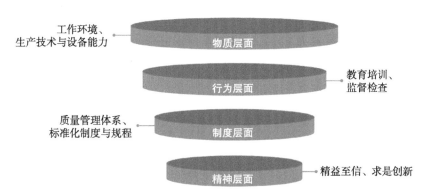

图 1-3　全员质量文化 4 个层次

产品和服务质量是组织中各方面、各部门、各环节工作质量的综合反映。组织中任何一个环节、任何一个人的工作质量都会在不同程度上直接或间接地影响产品质量或服务质量。因此，全员的质量管理，强调"质量管理，人人有责"。质量不是靠最终的把关检验，而是组织内所有人员的责任。只有全体职工支持和参与，才能保证和提高产品质量。全面质量管理要求企业在集中、统一领导下，把各部门的工作有机组织起来，人人都必须为提高产品质量、加强质量管理尽自己的职责。管理者要做好以下 3 个方面的工作：

①开展全员的质量教育和培训。一方面要强化职工的质量意识，加强职业道德、以顾客为中心的意识和敬业精神的教育；另一方面要提高职工的技术能力和管理能力，增强参与意识。在教育和培训过程中，要分析不同层次员工的需求，有针对性地开展质量教育和培训。

②把质量责任纳入相应的过程、部门和岗位，形成一个高效、严密的质量管理工作系统。对职工授权赋能，使职工自主作出决策和采取行动，激发职工的积极性和创造性，使其对顾客、其他相关方以及市场变化进行快速反应，从中获益并成长。

③在全员参与的过程中，鼓励团队合作和多种形式的群体性质量管理活动。群体性质量管理活动的重要形式是质量管理小组、合理化建议制度、质量相关劳动竞赛等。

1.2.3.2　全过程的质量管理

美国著名质量管理专家朱兰认为，对质量形成的诸过程进行管理就是质量管理。产品质量形成的过程包括市场研究（调查）、设计、开发、计划、采购、生产、控制、检验、销售、服务等环节，每一个环节都对产品质量产生或大或小的影响。因此要控制产品质量，需要控制影响质量的所有环节和因素。全过程的质量管理包括从市场调研、产品的设计开发、生产（作业），到销售、售后服务等全部过程。换句话说，要保证产品或服务的质量，不仅要做好生产或作业过程的质量管理，还要做好设计过程和使用过程的质量管理，要把质量形成全过程的各个环节和有关因素控制起来，形成一个综合性的质量管理体系。

1.2.3.3　全组织的质量管理

全组织的质量管理就是要以质量为中心，领导重视、组织落实和体系完善。全组织的质量管理可以从纵、横两个方面来加以理解。从纵向的组织管理角度来看，质量目标的实现依赖于企业的上层、中层、基层管理乃至一线员工的通力协作，其中高层管理能否全力以赴起着决定性的作用。从组织职能间的横向配合来看，要保证和提高产品质量必须使企业研制、维持和改进质量的所有活动构成一个有效的整体。具体而言：

①从组织管理的角度来看，每个组织都可以划分为高层管理、中层管理和基层管理。全组织的质量管理就是要求组织各管理层次都有明确的质量管理活动内容。当然，各层次活动的侧重点不同。高层管理侧重于质量决策，编制组织的质量方针、

质量目标、质量战略和质量计划，并协调组织各部门、各环节、各类人员的质量管理活动，保证实现组织经营管理的最终目的。中层管理则要贯彻落实领导层的质量决策，运用合理的方法找到各部门的关键、薄弱环节和亟待解决的重要事项，确定本部门的目标和对策，更好地履行各自的质量职能，并对基层工作进行具体的业务管理。基层管理则要求每个员工都严格地按标准、规范进行作业，相互间分工合作，并结合岗位工作开展群众性的合理化建议和质量管理小组活动，不断进行作业改善。

②从质量职能的角度来看，质量职能是对产品质量产生、形成和实现过程中各个环节的活动所发挥的作用、承担的职责与权限的一种概括。因此，组织的质量职能是由组织内部的各个部门承担的，也涉及组织外部的供应商、销售商、顾客等。要保证和提高产品质量，就必须将分散在组织内外部和各部门的质量职能充分发挥并整合起来。为了保证质量目标的实现，组织应明确为实现质量目标所必须进行的各项质量活动，将对应的质量职能委派给组织的相应部门；向承担质量职能的部门提供必需的技术方面和管理方面的支持；确保质量职能在各个部门和环节的实施；协调各部门的质量职能并使其相互配合，指向共同的目标。组织要以综合和系统的方式来理解和解决质量问题，使组织的质量活动及活动成果达到最佳的水平。

1.2.3.4　多方法的质量管理

随着产品复杂程度的增加，影响产品质量的因素也越来越多，既有物的因素，也有人的因素；既有技术的因素，也有管理的因素；既有组织内部的因素，也有供应链的因素。要把这一系列的因素系统地控制起来，就必须结合组织的实际情况，广泛而灵活地运用各种现代化的科学管理方法，加以综合治理。

目前质量管理中使用的工具和方法，既有统计方法，又有非统计方法。质量管理方法可以分为 3 种类型：①单一方法，如品管（QC）老七种工具、新七种工具等，用来解决简单和局部问题。②集成方法，如 QC 小组、质量功能展开、田口方法、故障模式与影响分析、水平对比法等，用来解决相对复杂的问题。③系统方法，如ISO9001、ISO9004、ISO14001、卓越绩效模式等，用体系化的方式解决组织整体性问题。典型卓越绩效模式见图 1-4。

多方法的质量管理强调程序科学、方法灵活、实事求是和讲求实效。在应用质量工具方法时，要以方法的科学性和适用性为原则，坚持用数据和事实说话，从应用需要出发尽量简化。为了实现质量目标，必须综合应用各种先进的管理方法和技术手段，善于学习和引进国内外先进企业的经验，不断改进本组织的业务流程和工作方法，不断提高组织成员的质量意识和技能。当前各类组织采用的质量管理方法纷繁多样，因此方法的整合显得尤为重要。组织应具备管理的系统视野，努力使多种方法融合互补，形成合力，从而提高管理的有效性和效率。

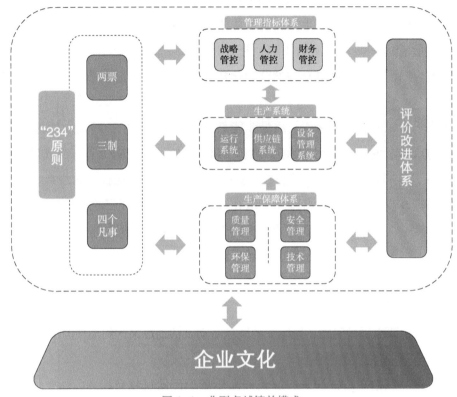

图 1-4 典型卓越绩效模式

实践证明，全面质量管理"三全一多样"的基本要求，对企业开展全面质量管理活动起到了指导作用，已经成为企业开展全面质量管理活动的出发点和落脚点。随着组织管理由组织的内部过程拓展到整个供应链，质量管理也由组织内部范畴延伸到整个供应链。

目前，全供应链质量管理逐渐成为组织开展质量管理的重点。在供应链环境下，产品的生产、销售、售后服务需要由供应链成员共同完成，产品质量客观上是由供应链全体成员共同保证和实现的。供应链质量管理就是对分布在整个供应链范围内的产品质量的产生、形成和实现过程进行管理，从而实现供应链环境下产品质量控制与质量保证。因此，构建一个完整且有效的供应链质量保证体系，确保供应链具有持续而稳定的质量保证能力，可以对用户和市场的需求快速响应，并提供优质的产品和服务，是供应链质量管理的主要内容。

供应链管理及商业模式的变化已将质量管理延伸到外部组织，与市场环境、政策、供需关系等密切相关，甚至会涉及多边交互的复杂关系，需要企业、社会组织、政府等有关各方共同努力，因此，面向未来及更广阔的空间，质量管理必须突破一个"组织"范畴而延伸到全方位的质量管理。

1.2.4 全面质量管理的核心内容

1.2.4.1 以顾客为中心

ISO9001：2000 质量管理体系中提出全面质量管理的第一个基本原则是组织依存于顾客。因此组织应当理解顾客当前和未来的需求，从而满足顾客要求并争取超越顾客期望。

任何组织（工业、商业、服务业或行政组织等）均应提供满足顾客要求和期望的产品（包括软件、硬件、流程性材料、服务或它们的组合）。如果没有顾客，组织将无法生存。因此，任何一个组织均应始终关注顾客，将理解和满足顾客的要求作为首要工作，并以此安排活动。顾客的要求是不断变化的，为了使顾客满意，以及创造竞争优势，组织还应了解顾客未来的需求，并争取超越顾客的期望。以顾客为关注点可建立起组织对市场的快速反应机制，增加顾客的满意度、加强顾客的忠诚度，并为组织带来更大的效益。

为体现"以顾客为中心"的原则，应开展的活动包括：

（1）识别直接和间接的顾客

本条要求组织清楚"谁是我的顾客"。准确的市场定位是组织经营成功的关键要素，组织需通过对顾客和市场信息的广泛调查收集、分析和研究，根据不同顾客的需求特点，结合组织战略发展和自身竞争优势，锁定顾客群并确定关键顾客。此外，组织也要积极参与竞争，考虑潜在客户（如竞争者的客户等），依据客户群体的性质确定目标市场和顾客群，明确市场定位，增强竞争优势。

（2）理解顾客当前和未来的需求及期望

本条要求找准顾客需求。组织当前和未来的顾客及市场是由其核心竞争力和市场的需求情况来决定的。多方面、多渠道了解顾客和市场的需要，可更好地把握瞬息万变的市场和多样化的顾客需求，并对此作出快速且灵活的反应。

（3）将组织的目标与顾客的需求和期望相结合

本条要求组织将顾客需求定为工作的目标。组织的最高管理者应针对顾客现在的需求和未来的期望，以实现顾客满意为目标，确保顾客的需求和期望得到确定，转化为要求并得到满足。《质量管理体系　要求》（GB/T 19001—2016/ISO9001：2015）要求组织的最高管理者在建立质量目标时应考虑包括产品要求所需的内容，而产品要求主要是顾客的要求，这些要求恰好反映了组织如何将其目标与顾客的期望和需求相结合。

（4）在整个组织内沟通顾客的需求和期望

本条要求共同关注顾客的需求。组织的全部活动应以满足顾客的要求为目标，因此需要内部沟通，确保组织内全体成员能够理解顾客的需求和期望，知道如何实现这种需求和期望。例如，通过部门工作例会、营销工作协调会、工作简报、年度经营工作总结等多种方式，在组织内部分层级、分部门快速传递顾客需求及期望信息，为组织市场调研、服务开发、工程服务、产业拓展等方面提供有力支撑。

（5）对客户需求进行分析和转化

为满足顾客的需求和期望，应对产品和服务进行策划、设计、生产、交付和支持，即对顾客需求进行分析和转化。顾客需求分析和转化过程见图1-5。

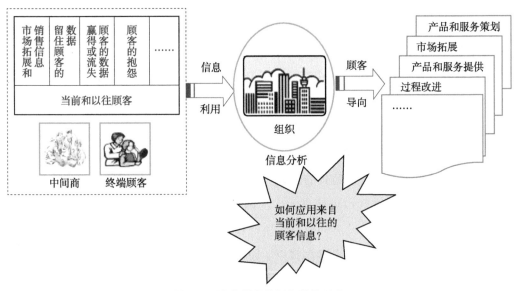

图1-5　顾客需求分析和转化过程

（6）调查和关注顾客满意程度并采取相应的措施

本条指组织对目标完成进行考核。顾客的满意程度是指顾客对某一事项满足其要求和期望的程度。顾客满意程度调查的目的是评价预期的目标是否达到，为进一步的改进提供依据。顾客满意程度的调查或评价可以有多种方法。

（7）识别并响应相关方需求与期望

识别有可能影响顾客满意程度的相关方的需求和合理的期望，并采取措施，指与顾客满意程度有关的其他组织或活动。

（8）主动维护与顾客的关系，实现持续收益

本条指组织持续关注顾客需求，持续改进，即进行质量服务跟踪。质量服务跟

踪有两方面要求，一是采用顾客反馈卡、派员跟踪回访、电话跟踪回访、定期拜访、座谈交流等适合的方法开展服务质量跟踪；二是质量服务跟踪，需获得及时、有效的信息反馈，对收集到的信息进行统计分析，并对发现的问题开展改进和创新活动。最终，针对顾客不够满意的信息，应通过纠正、预防措施及其他质量改进活动来改进，力求增加顾客满意程度。

1.2.4.2　持续改进

持续改进是质量管理体系的管理原则和基础，贯穿《质量管理体系　要求》（GB/T 19001—2016/ISO9001：2015）的始终。持续改进的定义是组织增强满足要求的能力的循环活动。内涵在于针对当前不满意（合格水平）的现状，或针对已发生的不合格，或针对潜在的不合格制定改进目标和寻求改进机会的持续过程。改进的对象是产品特征、过程有效性和效率，诸如减少计划外的停工时间，缩短生产周期，改进工艺或工作流程，减少报废、返工和返修比例，压缩控制界限，减少不良的质量成本，提高顾客满意程度，优化企业经营管理等。

持续改进组织的产品质量、服务过程和质量管理体系，是市场经济的客观要求，也是组织自身生存和发展的客观需要。因为市场千变万化，顾客的需求逐渐增多，期望越来越高，竞争对手在成长，同行业的产品水平和管理水平不断提高，人才竞争日趋激烈，时代在前进，技术在进步，若长期以老产品、老面孔、旧的管理模式应对这种变化，随着时间的推移，迟早会被顾客抛弃。市场严格遵循适者生存的规律。因此，企业必须在经营理念、组织体制、运行机制、人员素质、产品适应性、新产品价值等方面进行改进，以改善企业的总体业绩、提高竞争实力以让所有相关方都满意。所以说，持续改进组织的总体绩效是一个组织的永恒目标。持续改进通常由组织中所有级别部门共同实施。典型持续改进模型——戴明环见图1-6。

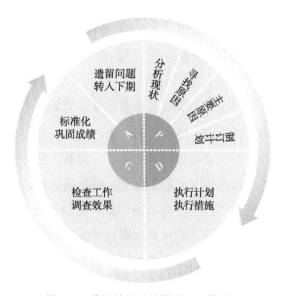

图 1-6　典型持续改进模型——戴明环

1.2.4.3　员工价值

员工价值是指员工为企业提供服务和创造价值的能力。企业要创造员工价值，是因为员工是企业保持活力的源泉。企业的各项管理活动是由不同层次员工来完成的，因此，员工的意识和技能将决定经营管理的质量。企业需要根据战略发展的要求，投入适当的资源，不断提升员工的价值，为产品制造、服务提供和改进创新奠定坚实的基础。同时，企业也需要通过激励等措施，使员工价值得到发挥。

企业的价值是由企业的所有员工用劳动创造出来的，由此可以说企业为员工创造价值，企业在为消费者创造价值中为员工创造价值，企业价值由员工创造，员工在创造顾客、企业和社会价值时也在为自己创造价值。所以，以企业员工为主体的人力资本价值链如何实现企业价值最大化和个人价值最大化的统一，根源在于员工对企业的归属感。

1.3 环境卫生设施运行技术

1.3.1 环境卫生设施的定义

在人类进步和发展过程中，居住形态也不断发生变化。从高山、森林迁徙到平原；从穴居、林居发展为造屋居住；从分散居住到聚集居住；在聚集居住的形式上发展成了城市形态；在古代城市的基础上蜕变出了现代化的城市。城市是区域的政治、经济、文化、交通和信息中心，是公共服务高度聚集的地理空间，具有人口密集、资源集中、服务范围广泛的特点。在城市范围内，各种生产要素高度聚集在一起，共同推动城市的发展并带动区域的进步。城市在发展的过程中形成了城市社会形态。

但无论一座城市的形态多么优美，功能多么完善，特色多么鲜明，一个问题永远挥之不去：废弃物的产生。人们在建造居住房屋和交易场所的同时产生了大量的渣土等，被称为建筑垃圾；在饲养、交易鲜活畜禽产品时产生了动物粪便，在宰杀它们时产生了大量的皮毛、脏器残留物，是动物垃圾；在交易农贸产品时产生了许多的附属废物，是市场垃圾；在加工各种生产和生活资料时产生了大量的下脚料，是生产垃圾，后来又被称为工业垃圾；在衣食住行方面产生的各种废弃物，是生活垃圾；在疾病治疗等相关活动中，产生了医疗垃圾。一座城市要健康地发展，就必须分类并及时地处理好这些城市运行过程中产生的废弃物。环境卫生设施就是防止和消除城市环境污染，保持城市卫生的重要基础设施。更具体地说，环境卫生设施是以保障环境卫生功能的正常发挥、防范公共卫生安全风险和维护人民健康为目的，包括用于收集、转运、综合利用和最终处置城市生活垃圾、建筑垃圾等不同垃圾的工程设施。

1.3.2 环境卫生设施的主要内容

环境卫生设施可以进一步细分为环境卫生收集设施、环境卫生转运设施、环境卫生处理及处置设施、其他环境卫生设施等。

（1）环境卫生收集设施包括生活垃圾收集点、生活垃圾收集站、水域保洁及垃圾收集设施。

（2）环境卫生转运设施包括生活垃圾转运站和垃圾转运码头、粪便转运码头。

（3）环境卫生处理及处置设施包括生活垃圾焚烧厂、生活垃圾卫生填埋场、生活垃圾堆肥处理设施、厨余垃圾处理设施、建筑垃圾处理设施、粪便处理设施、其他固体废物处理厂（处置场）等。

（4）其他环境卫生设施包括公共厕所、环境卫生车辆停车场、洒水（冲洗）车供水器、环卫工人休息场所等。

根据住房和城乡建设部颁布的标准，处理能力大于或等于 500 t/d 的垃圾填埋场、大于或等于 400 t/d 的垃圾转运站、大于或等于 300 t/d 的堆（制）肥厂、大于或等于 5 t/d 的医疗废物处理中心，以及垃圾焚烧发电厂、危险废物处理工程等 6 类项目均属于大型环境卫生设施。

1.3.3 环境卫生设施运行

1.3.3.1 环境卫生设施运行的含义

环境卫生设施运行是指从事环境卫生设施操作、维护、管理，保证设施正常运行，进行污染物处理处置的活动。环境卫生设施运行技术是指在环境卫生设施的全生命周期内，以系统工程的方法，确保设施运行可靠的工程技术。环境卫生设施运行技术的理论基础是环境工程学和全面质量管理。

环境工程与环境卫生设施的构成如图 1-7 所示。环境工程包括水污染控制、大气污染控制、固体废物污染控制、新污染物控制、物理性污染控制、生态修复等工程，工程本身更侧重于建筑实体的概念，侧重建设。这些工程又涉及不同的工程技术。例如，水污染控制工程包括物理法污水处理、化学法污水处理、物理化学法污水处理、生物法污水处理、污水自然净化、剩余污泥处理等技术；大气污染控制工程包括除雾、除尘和气态污染物净化等技术；固体废物污染控制工程包括固体废物收运、预处理、固化/稳定化、热处理、生物处理、填埋和资源化等技术；物理性污染控制工程包括噪声、振动和电磁辐射污染控制技术；生态修复工程包括微生物、物理、化学、植物等多种生态修复技术。

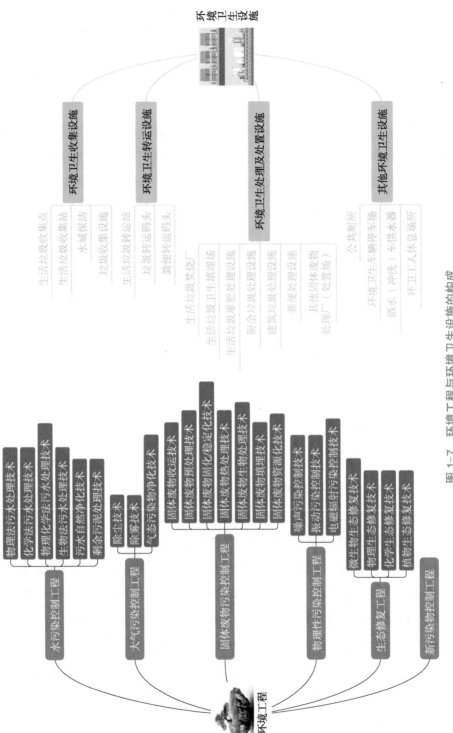

图 1-7　环境工程与环境卫生设施的构成

与环境工程相比，环境卫生设施主要关注城市街巷、道路、公共厕所、水域等区域的整洁程度，城市垃圾、粪便等生活废弃物的收集、清除、运输、中转、处理、处置、综合利用等。环境卫生设施是由构筑物、建筑物所组成的体现某些功能的载体，更侧重于运行。环境卫生设施的运行离不开环境工程技术的支持。例如，生活垃圾焚烧厂的运行依赖固体废物污染控制工程中的固体废物热处理技术，其副产物渗滤液的处理又依赖于水污染控制工程中的物理法、化学法、生物法等污水处理技术；焚烧烟气的治理依赖于大气污染控制工程中的气态污染物净化技术；烟气治理末端产物飞灰的治理会用到固体废物污染控制工程中的固化 / 稳定化技术等。

可见，环境卫生设施是在环境工程学基本理论和相关技术指导下运行的。环境卫生设施的运行以生态文明建设为导向，以达到绿色低碳发展、人与自然和谐共生为总体目标。

1.3.3.2　环境卫生设施运行的理念

（1）保护环境和保护职业健康

保护环境和保护职业健康是指对外保护城市环境，保障城市功能的正常发挥和公众健康；对内保护员工工作环境，确保员工在工作中不受工作相关的危害因素的侵害。对外环境保护方面，环境卫生设施是以人类生活所产生的废弃物为主要对象，对废弃物进行收集、运输、处理处置等建设的工程设施。其首要目标就是解决现实或潜在的环境问题，协调人类与环境的关系，保护人类的生存环境并保障经济社会的可持续发展。相较之下，对内环境的保护与职业健康息息相关。职业健康是指员工在工作中保持身体和心理的良好状态。为了保障职业健康，企业需要采取一系列的工作环境保护措施。

1）职业危害防治

在工作环境中，存在各种各样的职业危害因素，如噪声、有害气体、粉尘等，这些因素都会对员工的健康造成危害。因此，企业需要通过加强职业危害防治来降低这些危害因素对员工的影响，如建立健全职业危害评估制度、及时发现并处理潜在的职业危害因素、开展职业健康教育、培养员工的危害防护意识等。

2）工作环境改善

一个良好的工作环境有助于员工的身心健康。改善工作环境可以从以下几个方面入手：为员工提供清洁的工作场所，确保空气质量良好；合理安排工作时间，避免员工长时间连续工作；提供完善的工作用具和设施，减少身体负荷等。

3）心理健康支持

随着工作压力的不断增加，员工的心理健康问题也越来越突出。企业可以通过开展心理健康培训、提供心理咨询等方式，帮助员工应对工作压力，保持良好的心态。

（2）节水、节能、节材和节地

环境卫生设施运行过程中要贯彻科学发展观，助力资源节约型社会构建。资源节约型社会是指通过对资源的合理配置、高效和循环利用、有效保护和替代，使经济社会发展与资源环境承载能力相适应，使污染物产生量最小化并使废弃物得到无害化处理，构建人与自然和谐共生的社会。环境卫生设施运行过程中的资源节约，以提高资源利用效率为核心，以节水、节能、节材、节地、资源综合利用和发展循环经济为重点。

1）节水

节水是指通过行政、技术、经济等手段加强用水管理，调整用水结构，改进用水工艺，实行计划用水，杜绝用水浪费，运用先进的科学技术建立科学的用水体系，有效地使用水资源，保护水资源。不同环境卫生设施在运行中具有不同的节水措施。以垃圾焚烧发电厂为例，垃圾焚烧发电厂是一种以垃圾为燃料进行发电的环境卫生设施，其节水方式包括减少汽水损耗，加强汽水品质监督，减少定连排水量，及时回收疏水并加以利用，减少设备启停过程中的汽水损失等。渗滤液处理站通过反渗透处理后，出水水质可达到《城市污水再生利用　工业用水水质》（GB/T 19923—2024）的要求，作为冷却循环水的补充水，可大幅降低工业水消耗量；生活污水、生产冲洗水等收集后经一体化净化处理装置处理后，可满足《城市污水再生利用　城市杂用水水质》（GB/T 18920—2020）要求，用于厂区绿化浇灌，可实现厂内自身污水回用，降低浇灌用水量。

以上措施可以在很大程度上减少用水量和对水资源的消耗。同时，还可以减少对环境的影响，提高能源利用效率。

2）节能

节能是指节约能源。《中华人民共和国节约能源法》中对节约能源的定义为：加强用能管理，采取技术上可行、经济上合理以及环境和社会可以承受的措施，从能源生产到消费的各个环节，降低消耗、减少损失和污染物排放、制止浪费，有效、合理地利用能源。以垃圾焚烧发电厂为例，利用垃圾焚烧处理的余热发电变废为宝，本身就是节能、环保的过程。还可以通过提高焚烧和汽轮机效率、采用变频调速技术、提高设备利用率等措施进一步实现节能降耗。例如，控制焚烧温度、停留时间、湍流度和过剩空气系数，保证完全燃烧，降低排渣量和温度，有助于提高焚烧效率，实现节能减排。优化生产中主要设备（如锅炉、风机和泵）的选型，合理布置管道，使流向畅通，减少阻力，降低泵的能耗，也可达到节能的效果。例如，某垃圾焚烧发电厂渗滤液处理工程曝气系统改造，将原罗茨曝气风机更换为磁悬浮风机后，不仅生产可实现满负荷工况下的溶解氧浓度满足工艺要求，而且与传统的鼓风机相比效率提升 20%～40%，同时每年还能节约电费 10 万元左右。

3）节材

在环境卫生设施运行过程中，节材通常是指减少物料消耗，防止过度冗余。如在垃圾焚烧设施中，烟气净化系统需将烟气处理到满足《生活垃圾焚烧污染控制标准》（GB 18485—2014）的要求后才可排放。而烟气中的污染物有颗粒物、酸性气体、有毒重金属和有机污染物（如二噁英等）四大类。为了去除酸性气体，在脱酸环节有些垃圾焚烧发电厂可能会过度使用碱性粉末或浆液；为了吸附重金属和二噁英，又过量使用活性炭。物料的冗余消耗虽然保证了烟气达标排放，但也造成了资源的不必要浪费。节材是指通过精准计算、高效工艺改进等，提高原料利用率，减少其浪费，实现可持续发展。例如某垃圾焚烧发电厂生产运营部针对石灰耗材用量制定了专项节能降耗方案：找出最佳的氢氧化钙浓度比例；将石灰浆浓度由 13%～15% 调整为 10%～13%；合理控制排烟温度，提高石灰浆的反应效率；调整烟气指标控制下限；加强对雾化机酸洗维护频次，确保雾化效果；优化烟气流场，定期清理导流板；严控入厂石灰品质等。全年石灰耗材用量由上一年的 5 097.7 t 下降到 4 613.09 t，年用石灰量同比减少了 484.61 t。石灰单耗由处理生活垃圾投加 8.96 kg/t 石灰下降到 8.00 kg/t。

4）节地

节地是指通过合理、科学和高效的使用方法来提高土地利用率。环境卫生设施作为城市卫生环境保护不可或缺的单元，对于改善城市环境具有重要意义。随着经济的发展和垃圾清运处理量的增加，各类环境卫生设施建设用地需求不断增加，但人口的增长及市民环保意识的增强使得环境卫生设施选址矛盾非常突出。一方面，用地不足，难以找到合适的地块建设环境卫生设施；另一方面，邻避效应使得居民普遍对社区周边建设环境卫生设施存在抵触心理，进而制约城市的可持续发展。随着社会经济发展，土地作为城市形成和发展的基础，其价值日益升高。为提高土地利用效率，城市对地上、地下空间利用的广度和深度不断增加，因此合理规划和建设环境卫生设施，节省用地，是城市土地集约化利用的必然要求。节约用地在经济效益上可节约征地、租地成本，在资源利用上可减少对耕地、林地的占用，在环境相容性上可限制环境卫生设施系统对周围环境的影响范围。

节地可通过合理进行平面布局、合理选用竖向布置和合理控制建筑单体规模

3个角度来实现。平面布局方面，环境卫生设施的总平面设计应当在满足工艺和生产功能需求的基础上最大限度地提高土地利用率。例如，应合理确定功能分区，对生产功能进行细分，对于生产性质相近、功能相近的生产区尽可能布置在同一区域。竖向布置方面，需根据工艺特点、自然地形、市政条件等要素选择合理的竖向布置形式，一般采用平坡式和阶梯式布置或二者互相结合的方式，以达到节约边坡、挡墙用地，以及道路、管线沟道用地的目标，同时有利于水土保持。建筑单体规模方面，可通过优化生产区不同功能建筑单体的占地面积来完成建筑单体规模的合理控制。一方面，需分析生产运行的工艺需求，计算满足生产的设施设备所需的最小空间；另一方面，在满足生产工艺要求的前提下，充分利用建筑物内的空间进行布置，减少不必要的室内空间浪费，同时，在建筑面积不变的条件下，可采用多层布置，提高建筑物层数，以减少建筑单体的占地面积。不同环境卫生设施的选择也可以体现不同的节地效果。以国内规模为1 500 t/d的典型垃圾焚烧发电厂为例，根据《城市环境卫生设施规划标准》（GB/T 50337—2018）的规定，垃圾焚烧发电厂占地面积为100～150亩[①]，设计使用年限为30年，在其设计年限内可处理生活垃圾约1 500万t。若采用传统填埋方式处理，按照《生活垃圾卫生填埋处理技术规范》（GB 50869—2013）的规定，每平方米生活垃圾填埋量不小于10 m^3，则填埋相对应垃圾焚烧发电厂处置的垃圾需要土地约150万 m^2（2 250亩）。相当于以垃圾焚烧发电为处置方式相较于传统填埋方式节约土地2 100～2 150亩，可大大节约土地资源。

（3）人、机、料、法、环、测

环境卫生设施运行过程中坚持全面质量管理原则。人、机、料、法、环、测是全面质量管理系统中6个影响运行质量的主要因素，在运行过程中相互联系、密不可分。

1）操作人员因素（人）

"质量管理，以人为本"。只有不断提高人的质量，才能不断提高活动或过程质量、产品质量、组织质量、体系质量及其组合的实体质量。人的管理是生产管理中最大的难点，也是管理体系的重点。人的因素有两个方面，即人的质量和数量，其中人的质量包括技术能力和思想素质。人员方面，应加强废水、废气、固体废物处理技术的理论知识学习，加强"质量第一、用户第一"的质量意识教育，规范运行操作习惯，建立健全质量责任制；加强运行工序专业岗位培训，使其从理论上掌握工艺规程，从实践上提高操作技能水平。坚持持证上岗，建立技术档案。建立健全激励制度，调动员工自学，使员工热爱学习，促进员工自我提高、自我改进能力。

---

① 1亩≈666.67 m^2。

2）机器设备因素（机）

"机"是指生产中所使用的机械设备、夹具、工具等辅助生产用具。生产过程中设备及工具的状态会影响生产的进度，这是影响产品质量的又一要素。一个企业的发展离不开先进的技术和完善的设备，而设备的运用也是至关重要的一环。先进的设备不但能降低劳动强度，提高生产效率，还能提高产品质量。垃圾焚烧发电厂应重视设备管理，完善设备台账并根据重要程度将设备分为主要设备、辅助设备和其他设备 3 类。应对设备设施加强巡检，明晰并落实巡检人员、检修人员以及专业工程师的设备管理责任，提升设备巡检能力，更新巡检设备，全面感知设备状态，及时分析设备数据信息，推行全员式设备运行维护管理。随着社会的不断进步及科技的飞速发展，先进的设备越来越成为生产优质产品最有力的保障。在平时的工作中，应对设备做到"四懂三会"（懂原理、懂性能、懂结构、懂用途，会使用、会维护、会排除故障），严格按照设备维护与使用管理规定正确使用。要定期进行巡回检查，记录维护和维修状况，发现异常须及时处理，使机器设备始终安全和高效地运转，提高生产效率。

3）材料因素（料）

"料"是指物料，半成品、配件、原料等产品用料。首先要管控物料的质量。如垃圾焚烧发电厂应管控物料质量，对重要物料实现入厂检验。烟气净化系统用到的活性炭就是烟气污染控制中不可或缺的原料，活性炭应有足够的比表面积和孔隙度，一旦质量不达标，会影响其对烟气中重金属、二噁英等的吸附效果，而不达标烟气的排放又会对大气环境造成不利影响，所以垃圾焚烧发电厂活性炭的碘吸附值应满足《生活垃圾焚烧烟气净化用粉状活性炭》（CJ/T 546—2023）的要求。其次要保持生产原辅料的合理库存。例如，垃圾焚烧发电厂应至少维持 7 d 的生产运行所需的垃圾原料库存，其他生产辅料（如石灰、柴油等）也应维持各自满足生产的最低库存量。

物料需从源头进行控制，采购部门应建立完善的采购制度，通过严格的供应商审核管理，确保原料供应环节的顺畅。采购部门及业务部门应和生产车间多交流沟通，征集生产岗位的意见和建议，确保合格原料的供应，把控好质量关。从原料进入厂区，到车间进行生产应用，每一道环节都应严格把关，加强运行工序检验，杜绝不合格品流入下一环节。

4）工艺方法因素（法）

"法"是指生产过程中所需遵循的规章制度，包括工艺指导书、标准工序指引、生产图纸、生产计划表、产品作业标准、检验标准、各种操作规程等技术管理文件。环境卫生设施在运行过程中有不同的流程，如垃圾焚烧发电厂处理生活垃圾时，生活垃圾从卸料平台到垃圾储坑，再被抓斗抓到焚烧炉，在炉内干燥、燃烧、燃尽，烟气余热利用后净化排放，灰渣冷却后资源化。每个工艺单元都有各自的特点，但不同工艺单元之间又相互串联/影响。鉴于此，需要相应的操作方法、管理制度来规范操作。当制度写在纸上不以人的意志为转移时，才能真正规范操作。典型环境卫生垃圾焚烧设施工艺流程见图1-8。

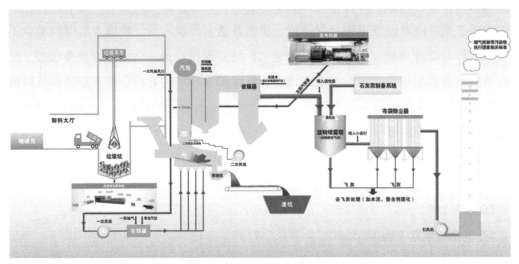

图 1-8 典型环境卫生垃圾焚烧设施工艺流程

员工应严格按照标准作业过程控制各项工艺参数及技术指标。只有坚持精益求精和一丝不苟的工作作风，才能达成既定的质量标准。还要建立员工技术培训制度，学习是做好工作的首要前提，可以通过增强员工的专业知识和技能，提高工作效率和质量。需建立健全人员技术培训制度，不断提升员工整体素质，提高企业的核心竞争力。只有不断完善和落实培训制度，才能实现企业和员工的共同发展。

5）环境因素（环）

"环"是指生产过程中人与设备或设施所构成的环境系统。环境作为质量控制的重要组成部分，会直接影响环境卫生设施的运行稳定性。例如焚烧工艺中，温度、停留时间、空气量、湍流度等环境因素对垃圾的完全燃烧十分重要。所以垃圾焚烧发电厂应加强各生产工序环节管理，保证各工序段技术参数和性能指标在工艺要求范围内，采用检测手段感知生产工序环节的数据；强化现场定制管理，进一步加强整理、整顿、清洁、清扫、素养、安全等"6S"管理。为确保企业和社会的可持续发展，企业应将ISO14001环境管理体系作为绿色生产的主体，以达到节能降耗、保护环境并提高效益的目的。良好的工作环境也可以提高员工生产的积极性和专注性，有利于减少人为的失误，提高运行可靠性。综上所述，应制定运行现场环境管理制度，确保温度、湿度等符合运行技术文件要求，努力打造环境友好型企业。

6）测量因素（测）

"测"是指计量、测量与检测。做好检测工作是确保质量稳定的关键。废水、废气、固体废物处理工艺是否实现环保达标要依靠数据来验证，以检测数据为最终的依据。测量需要科学的方法和统一的标准，数据分析需要科学的方法，这些都是保证生产的关键。测量方面使用指定且经过定期检验的测量工具，统一和规范的测量方法，保证不同人员所测量的数据误差的最小化。运行过程中对测量数据进行记录，同时要加强计量体系建设和管理工作，保证各计量设备均能够正常运行，做好检测和校准，做到结果的有效性、可追溯性和资料的完整性，这样才能利用科学数据指导实际生产，确保环保达标。例如，垃圾焚烧发电厂应根据环境影响评价报告及排污许可证的要求，每年制订日常环境监测计划，开展自行检测或委托检测，进一步强化生产过程和结果的测量；并应对生产过程进行总结评价和持续改进，保持生产的持续、稳定和可靠。

环境卫生设施运行维护

2.1 环境卫生设施运行维护基础工作

2.1.1 环境卫生设施运行维护制度

为提高环境卫生设施运行过程的稳定性和可靠性，并且保障相关工作人员的安全和健康，需要建立一个完善运行及维护各类制度的体系，主要包含质量、安全、环保的技术操作管理规程等内容。质量管理制度的建立旨在确保公司在生产、服务和运营过程中始终以满足客户的需求和期望为目标，并持续改进产品生产质量和流程。安全管理制度涉及设备的购置、运行、维护、报废等全生命周期的各个环节，旨在降低安全风险，预防事故发生。环保管理制度旨在降低设施运行维护过程对环境的影响，以实现环境保护和可持续发展的目标。技术管理制度包括设施的设计、安装、调试、操作、维护等方面的技术要求和规范，以确保设施能够稳定、安全和高效地运行。

2.1.1.1 典型质量管理制度

为了规范公司治理，提高公司的各项管理工作水平，有效预防各类风险，不断提高经营工作的整体绩效，达到战略目标并满足客户、员工、合作伙伴、社会等利益相关方的要求，公司应结合自身的特点和实际，建立并完善质量管理制度。建立完整的质量管理制度在环境卫生设施运行维护过程中具有非常重要的意义：①质量管理制度可以确保设施的运行和维护符合相关法律法规和标准要求，避免因违规操作或管理不善导致的法律风险和责任。②质量管理制度可以规范设施的日常巡检、定期维护、检修计划等方面的流程，及时发现和解决存在的问题和隐患，确保设施始终处于良好的技术状态。③质量管理制度可以明确各部门和人员的责任及义务，建立相应的考核和奖惩制度，提高员工的工作积极性和责任心。④质量管理制度可以建立长效的监督和反馈机制，对设施的运行和维护过程进行实时监测和记录，为设施的稳定运行和安全使用提供有力保障。典型质量管理制度见示例2-1。

【示例 2-1】

质量管理制度

1 **范围**

    1.1 管理内容

    1.2 标准条款的删减说明

2 **规范性引用文件**

3 **术语和定义**

4 **组织环境**

    4.1 内、外部环境分析，展望及规划

    4.2 相关方的需求分析及应对措施

    ……

5 **领导作用**

    5.1 领导作用和承诺

    5.2 方针

    ……

6 **策划**

    6.1 应对风险和机遇的措施

    6.2 管理目标及其实施的策划

    ……

7 **支持**

    7.1 资源

    7.2 能力

    ……

8 **运行**

    8.1 运行的策划和控制

    8.2 产品和服务的要求

    ……

9 **监视、测量、分析和改进**

    9.1 过程绩效检查

    9.2 合规性评价

    ……

10　改进

10.1　质量的不合格控制

10.2　环境的不符合

……

2.1.1.2　典型安全管理制度

当前环境卫生设施运行安全管理水平参差不齐，安全事故时有发生，环境卫生设施运行的安全管理问题日益突出。因此，建立健全的环境卫生设施运行安全管理制度势在必行。环境卫生设施安全管理制度主要包括安全环保责任制度、安全生产标准化制度、安全生产目标管理制度、安全生产责任制度、安全检查制度及安全教育培训管理制度。安全环保责任制度主要包括遵守法律法规、明确责任分工、设定环保安全目标等要素。通过这些要素的落实，企业可以更好地履行环保和安全生产责任，实现可持续发展。典型安全环保责任制度见示例2-2。

【示例2-2】

安全环保责任制度

第一章　总则

第一条　为落实安全环保责任，根据国家有关法律法规及公司相关管理规定，结合公司实际，制定本制度。

第二条　本制度适用于×××公司。

第三条　安全环保责任全面落实"党政同责、一岗双责"，实行管行业必须管安全环保、管业务必须管安全环保、管生产必须管安全环保。公司主要负责人是本公司安全环保工作第一责任人，对本公司的安全环保工作全面负责。其他责任人对职责范围内的安全环保工作负责。

第二章　岗位责任体系

第四条　岗位安全环保责任体系：

（一）公司党总支书记、董事长、总经理为本公司安全生产及环保第一责任人，对安全生产及环保工作负全面领导责任。

（二）分管安全环保工作的公司高管对公司的安全生产及环保工作负有组织协调和综合监管领导责任。

第五条　党总支书记、董事长岗位职责：

（一）领导建立健全并落实本公司全员安全环保责任制，加强安全生产标准化建设。

（二）领导制定并实施本公司安全环保规章制度和操作规程。

第六条　总经理岗位职责：

（一）建立健全并落实本公司全员安全环保责任制，加强安全生产标准化建设工作。

（二）组织制定并实施本公司安全环保规章制度和操作规程工作。

第七条　分管安全环保副总经理岗位职责：

（一）协助本公司主要负责人履行安全环保管理职责。

（二）具体落实本公司全员安全环保责任制，加强安全生产标准化建设工作。

第八条　领导班子其他副职领导岗位职责：

（一）负责组织分管部门贯彻执行党中央、国务院、省委、省政府及市委、市政府关于安全生产的决策部署、方针政策、法律法规，以及有关部门工作安排部署。

（二）按照"一岗双责"规定，负责组织分管部门把安全生产工作纳入议事决策事项和年度工作计划，将安全生产工作与业务工作同时安排部署、同时组织实施、同时监督检查。

第九条　各部门应编制安全生产及环保责任清单，明确各岗位的责任人员及其安全生产、环保责任。

第十条　各级岗位人员应按照相关法律法规、安全生产责任清单的要求，履行岗位安全环保工作职责。

第三章　部门职责

第十一条　运营管理部：

（一）组织或者参与拟定本公司安全环保规章制度、操作规程、生产安全事故应急预案和突发环境事件应急预案。

（二）组织或参与本公司安全环保教育培训，如实记录安全环保教育和培训情况。

第十二条　综合部：

（一）将安全环保工作内容纳入企业发展规划。

（二）编制部门职责时应包含安全环保工作内容。

第十三条　财务部：

（一）将安全生产、环境保护费用纳入全面预算。

（二）按照规定提取安全环保费用。

第十四条　投资发展部：

（一）负责组织建立健全投资发展部的安全生产、职业卫生健康管理规章制度和完善安全管理台账。

（二）在尽调新项目的过程中，必须把新项目的安全环保职业卫生健康风险作为尽调的重要内容予以关注。

第四章　附则

第十五条　本制度由安全环保管理部门负责解释。如遇国家相关法律法规和政策调整，应以国家规定为准。如上级公司相关管理规定发生变化，则从其规定。

第十六条　公司下属子公司根据本制度制定本公司安全环保责任制度。

第十七条　本制度自印发之日起施行。

2.1.1.3　典型环保管理制度

环境卫生设施应设立有专人负责的环境保护管理机构，建立健全的环境保护工作规章制度，明确环保责任制及其奖惩办法；确定环境卫生设施的环境目标管理，对处理过程和各生产车间、部门及操作岗位进行监督与考核。要加强对环境管理人员、环境监测人员及兼职环保员工的业务培训，并花费一定的经费来保证培训的实施；定期组织环保考核，开展环保宣传。统筹环保设施与生产主体设备的协调管理，使污染防治设施的配备与生产主体设备相适应，并与主体设备同时运行及检修。污染防治设施出现故障时，环境管理机构应立即与生产部门共同采取措施控制污染，负责污染事故的处理。

环境卫生设施的环境管理要全面执行与环境保护相关的法律法规，做好废物的综合利用、危险固体废物监督、清洁生产及污染物排放总量控制。更新突发环境事件应急预案、参与突发事件的应急处理及开展环境监控职责等工作。

环境卫生设施运行企业应建立环境保护管理、环保培训管理、环境风险隐患排查、危险废物管理等制度，确保环境卫生设施环境管理标准化、规范化。典型环保管理制度见示例2-3。

【示例2-3】

环境保护管理制度

1　目的
……

2　范围
……

3　职责
……

4　引用文件
……

5 术语、关键词

5.1 为了降低有害的环境影响而采取（或综合采用）惯例、技术、材料、产品、服务或能源，以避免、减少或控制任何类型的污染物及废物的产生、排放或废弃；

5.2 合规义务；

……

6 管理原则及基本要求

6.1 认真贯彻执行国家相关环保法规、方针和政策，实行科学管理、综合治理、预防为主、防治结合和"谁污染、谁治理"的原则，实现保护环境与发展生产，经济效益、环境效益和社会效益同步发展的目标；

6.2 公司所有的经营活动（如原材料获取、焚烧、飞灰和炉渣的运输、电的生产和使用、焚烧炉寿命结束后处理和最终处置的整个生活垃圾焚烧及生活垃圾发电过程全生命周期）均要做好环境保护工作；

……

7 污染治理

7.1 废气方面；

7.2 废水方面；

……

8 污染物排放管理

8.1 公司必须按照国家废弃物排放的相关标准排放污染物；

8.2 要合理用水，节约用水，提高水的重复利用率，降低新鲜水的消耗量；

……

9 环保管理职责

9.1 总经理；

9.2 副总经理；

……

10 考核

10.1 因人为原因造成锅炉的燃烧温度未按照《生活垃圾焚烧污染控制标准》（GB 18485—2014）执行或烟气等的环保指标不合格排放，持续时间每超过 5 min，每项、每次考核责任单位（人）处罚 30～500 元，造成环境污染的，按环境污染事故进行考核；

10.2 因人为原因造成环保设备故障、损坏或环保指标超标排放，对责任单位（人）进行 50～500 元处罚的同时，根据设备损坏程度要求责任单位（人）赔偿损失，同时进行行政处罚；

……

11 其他

2.1.1.4　典型技术管理制度

　　技术管理制度主要分为过程控制和设备管理两个方面。健全的过程控制制度能够确定生产过程中人、机、料的控制要求，形成操作和监控记录，明确各部门承担的职责、任务和具体工作程序，确保生产过程能够在受控状态下进行。环境卫生设施运行企业常见的生产过程控制管理制度包括设备定期试验和切换制度、设备巡回检查制度、设备缺陷管理制度、电气运行制度、化学运行制度、锅炉运行制度、汽轮机运行制度等。典型的设备异动管理制度和电气系统检修制度见示例2-4和示例2-5。

【示例2-4】

设备异动管理制度

1　范围

　　……

2　规范性引用文件

　　……

3　术语和定义

　　……

4　规定和程序

　　4.1　开工前的准备工作；

　　4.2　施工作业控制；

　　……

5　引用、参考标准及相关文件

　　5.1　《燃煤火力发电企业设备检修导则》（DL/T 838—2017）；

　　5.2　《生产工程管理规定（试行）》；

　　……

6　附录

　　附录1　×××号机组××级检修前设备评价报告

　　附录2　×××号机组××级检修文件核查表

　　……

【示例2-5】

电气系统检修制度

1　范围

　　……

2 规范性引用文件

······

3 总则

3.1 设备检修是发电厂一项重要工作，是提高设备健康水平，保证设备安全、满发、经济运行的重要措施。要根据电力工业特点，掌握设备规律，坚持以预防为主的计划检修，反对硬拼设备，坚持"质量第一"，切实做到应修必修和修必修好，使全厂设备处于良好状态。

3.2 检修工作由主管全面负责，检修人员按职分工，密切配合，统一安排。

······

4 发电机

4.1 设备的主要技术性能；

4.2 设备的检修周期和标准项目；

······

5 变压器

5.1 设备的主要技术性能；

5.2 变压器检修周期和检修项目；

······

6 110 kV 系统

6.1 概述；

6.2 技术规范；

······

7 10 kV 系统

7.1 概述；

7.2 技术规范；

······

8 厂用 400 V 系统

8.1 主厂房厂用电系统；

8.2 循环泵电气系统；

······

9 互感器、避雷器

9.1 互感器；

9.2 避雷器；

......

10 电动机

10.1 概述；

10.2 交流电动机的维修；

......

11 继电保护装置的检验与维护

11.1 检验种类及期限；

11.2 校验分类；

......

12 直流系统

12.1 概述；

12.2 直流系统维护；

......

13 垃圾吊

13.1 设备概述；

13.2 垃圾吊检查维护清单；

......

14 电气仪表及安全用具

14.1 仪表；

14.2 安全用具；

......

2.1.2 环境卫生设施标准作业指导书

环境卫生设施标准作业指导书是指规定某项工作具体操作程序的文件，用于指导现场生产或管理工作，是作业指导者对作业者进行标准作业正确指导的基准，通常包括设施设备的操作、材料或结果的检验及试验、计量器具的检定等方面。标准作业指导书的主要目的是将作业内容正确传达给现场的作业人员，以照片、流程图或各阶段实物为辅助，明确地表示作业方法。标准作业指导书一般包括作业名、顺序、作业条件及方法、材料、管理要点、使用设备及工具、作业及原材料的检验与试验、计量器具的检定、管理号、编制时间和人员、修订状态等内容。

标准作业指导书的内容应涉及该岗位相关的人、机、料、法、环、安全、质量等因素。编制标准作业指导书时应以现场实际作业为核心，并考虑质量、效率、成本、安全等因素。为了保证标准作业指导书的编写、评审、签署、编号和发布过程的规范化和标准化，首先应编写《标准作业指导书编制与发布要求》规范过程；其次采用试点先行的原则形成符合要求的模板；最后按照体系框架有计划地进行编写。以锅炉启炉为例，其标准作业指导书见表 2-1。

表 2-1　典型锅炉启炉标准作业指导书

编号		标准作业指导书				页数	
岗位	产品			作业区	标准工时	产能	
编制	审核			批准	实施日期	版本	
作业内容							
作业程序							
序号	作业描述			操作用键	注意事项		
一	启炉前的准备					（工作示意图）	
1	接值长准备启炉通知						
2	联系电气送上各设备电源						
……	……						
二	点火						
1	打开投料斗隔离门，将垃圾投放至推料器平台（严禁将垃圾推至焚烧炉内）						
2	启动引、送风机，保持炉膛负压为 -30 Pa 左右						
……	……						
三	升温						
1	调整送风量及喷油量，炉膛温度按 50℃/h 的速度升温至 200℃ 后可按照 100℃/h 升温						
2	当炉膛温度上升至 200℃，启动炉墙冷却风机及密封风机						
……	……						

续表

序号	作业描述	操作用键	注意事项	
四	升压			（工作示意图）
1	严禁关小向空排气阀、各集箱疏水阀及锅炉并汽门前疏水阀赶火升压			
2	严格控制锅炉水位在正常范围			
……	……			
五	暖管、并炉及带负荷			
1	并列前，应确保就地汽包水位计与远方水位计正常并且一致			
2	锅炉设备运行正常，燃烧稳定			
……	……			

质量要求				异常处理	
内容	检测频度	检测方式（工具）	检验标准	内容	处理流程
涉及表格					
使用工具					

2.1.3 "一张清单"及"两票三制"

"一张清单"是指安全生产清单。安全生产清单是把安全生产法律法规、标准、规范的要求和实际工作的需要以清单形式固化下来，将责任和工作要求落实到具体的单位和责任人，实行照单履责、按单办事，减少出现工作失误和推卸责任的情况，达到明确责任、规范管理、提高效率、降低成本、防范和化解安全风险的目的。

"两票三制"是指工作票制度、操作票制度，交接班制度、设备巡回检查制度、设备定期试验切换制度。"两票三制"是环境卫生设施运行企业安全生产保证体系中最基本的体系之一，其主要的意义是规定设备的安全运行，保证在生产过程中的人身和设备安全。

2.1.3.1 安全生产清单

（1）企业安全生产主体责任清单

企业安全生产主体责任清单的作用在于明确责任、规范行为，推进企业规范化管理，提高监管效率。企业可以通过制定企业安全生产主体责任清单，明确作为安全生产主体单位，在设立安全管理机构、制定安全生产规章制度、落实安全生产投入、从业人员安全生产教育培训等方面的具体职责和义务，形成全员参与的安全生产责任机制，规范企业的安全生产行为，提高各个部门和岗位的专业性和有效性，降低成本，防范化解安全风险，进一步推进企业规范化管理，并有效减少因工作环节失误造成的生产损失。典型安全生产主体责任清单见表2-2。

表 2-2　典型安全生产主体责任清单

单位	主体责任清单
公司	1.落实企业法定代表人和实际控制人是第一责任人，建立健全全员安全生产责任制，开展安全生产标准化建设； 2.依法生产经营，具备安全生产条件，履行建设项目安全生产"三同时"的规定； 3.组织宣传、贯彻党和国家有关安全生产的方针、政策、法律法规及上级有关规定； 4.建立健全并落实本公司安全生产责任制、安全生产规章制度和安全技术操作规程； 5.依法建立适应安全生产工作需要的安全生产管理机构，配备安全生产管理人员； 6.组织实施本公司安全生产教育和培训，相关人员须持证上岗； 7.按规定足额提取和使用安全生产费用，建立健全安全生产责任保险制度，保证本公司安全生产投入的有效实施； 8.接受政府及其有关部门的安全生产监督管理，落实风险分级防控和隐患排查治理机制，对重大危险源实施监控，有效控制生产风险，依法开展隐患排查与综合治理，及时消除事故隐患，提高安全生产水平； 9.制定并实施本公司生产安全事故应急救援预案（含特种设备），建立应急救援组织，完善应急救援条件，开展应急救援演练，并按规定报送安全生产监督管理部门或有关部门备案； 10.及时且如实按规定报告生产安全事故，落实生产安全事故处理的有关工作； 11.为从业人员创造符合国家安全生产标准和职业卫生要求的工作环境和条件，为从业人员提供符合国家标准或者行业标准的劳动防护用品，为从业人员缴纳工伤保险费； 12.法律法规、规章和标准规定的其他安全生产责任； 13.严格责任制考核奖惩机制； 14.加强危险作业安全管理和外包等业务安全管理； 15.提升智能制造水平，强化举一反三整改落实

（2）安全生产岗位责任清单

通过制定安全生产岗位责任清单，企业可以明确每个岗位的职责范围和工作任务，及在安全生产方面的具体责任，有助于企业形成全员参与的安全生产责任机制，加强岗位之间的协调和配合，提高企业的安全管理水平。同时，也有利于员工了解自己在安全生产中的具体责任，提高员工的安全意识和技能水平，从而保障企业的安全生产。因此，制定和执行安全生产岗位责任清单是企业实现安全生产目标的重要措施之一。典型安全生产岗位责任清单见表2-3。

表2-3　典型安全生产岗位责任清单

岗位	责任清单	履职清单	履职清单附件
总经理	1. 负责组织建立和健全本单位安全责任制，加强安全生产标准化建设； 2. 组织本单位安全规章制度和操作规程的制定； 3. 负责组织本单位安全教育和培训计划的制订； 4. 保证本单位安全投入的有效实施； 5. 负责组织本单位建立安全风险分级管控和隐患排查治理双重预防工作机制，督促并检查本单位的安全生产工作，及时消除生产安全事故隐患； 6. 负责组织本单位安全事故应急救援预案的制定； 7. 及时并如实报告安全事故	1. 组织对单位安全生产责任制度进行修订并签发。 2. 每年与副总、各部门负责人签订安全生产目标责任书，组织实施考核。 3. 组织对单位安全生产管理制度、操作规程等相关制度的符合性进行评价，并签发。 4. 每年对单位年度安全教育培训计划进行审批，并督促教育计划落实。 5. 签批安全生产费用支出（日常安全生产支出、工伤保险、安全生产责任保险等），并进行检查，确保足额投入和未超范围使用。 6. 组织开展各类安全检查并留下痕迹，督促重大隐患整改情况。 7. 组织月度安全检查（每月1次）。 8. 组织编制并签发《安全生产事故应急救援预案》，按照应急预案定期组织相关部门开展应急演练，并对演练效果进行评价总结，确保按计划执行。 9. 接受相关安全教育培训，具备从事相关安全管理工作的能力。按照法律法规要求，成立安全委员会，设置安全管理机构并配备安全管理人员，以文件形式下发。 10. 及时并如实汇报安全生产事故，积极组织事故救援和事故善后工作	1. 公司文件 2. 制度规程 3. 安全生产投入计划 4. "三同时"验收资料 5. 宣传培训记录和安全环保责任险 6. 人员任命文件、部门成立文件、安全管理人员证和职业卫生管理人员证 7. 安全工作会议纪要 8. 安全检查记录 9. 隐患整治台账 10. 安全应急预案和应急演练记录 11. 事故调查报告

续表

岗位	责任清单	履职清单	履职清单附件
副总经理	1. 协助总经理全面落实本单位安全责任制; 2. 协助总经理全面落实本单位安全规章制度和操作规程; 3. 协助总经理全面落实本单位安全教育和培训计划; 4. 协助总经理保证本单位安全投入的有效实施; 5. 协助总经理全面落实安全风险分级管控和隐患排查治理双重预防工作机制,督促并检查本单位的安全生产工作,及时消除生产安全事故隐患; 6. 协助总经理全面实施本单位的安全事故应急救援预案; 7. 及时并如实报告安全事故	1. 协助总经理落实单位执行上级关于安全的决策部署、方针政策、法律法规,及有关部门工作安排部署。 2. 协助总经理落实单位安全主体责任,明确领导班子成员、各部门及各岗位安全职责,建立健全安全管理制度体系。 3. 协助总经理落实安全生产投入计划,确保安全投入专款专用,保障必要的安全设施设备及劳动防护用品。 4. 协助总经理落实"三同时"要求,及时淘汰落后的生产工艺和设备设施。 5. 协助总经理落实开展安全生产标准化、安全宣传教育培训、安全文化建设、安全责任保险等基础性工作。 6. 协助总经理建立健全公司安全组织机构,设置安全管理机构,配备安全管理人员,保证安全管理机构的综合协调作用。 7. 参加安全工作会议,向总经理汇报安全工作,分析安全形势,及时研究并解决突出的安全问题。 8. 定期参加单位安全检查。 9. 协助总经理全面实施本单位安全风险分级管控和隐患排查治理双重预防工作机制,督促及时整改安全隐患。 10. 协助总经理建立健全应急救援体系,协助制定并及时修订安全事故应急预案,定期参加应急救援演练,协助总经理建立健全应急救援队伍,保障必要的应急救援设备、设施和物资。 11. 发生安全事故或影响较大的安全事件时,按规定及时并如实报告,及时启动应急预案,立即赶到事故现场,依法组织或协助事故应急救援、善后处理、调查处理等工作	1. 公司文件 2. 制度规程 3. 安全生产投入计划 4. "三同时"验收资料 5. 宣传培训记录和安全环保责任险 6. 人员任命文件、部门成立文件、安全管理人员证和职业卫生管理人员证 7. 安全工作会议纪要 8. 安全检查记录 9. 隐患整治台账 10. 安全应急预案和应急演练记录 11. 事故调查报告
……	……	……	……

（3）日常安全检查清单

做好环境卫生设施安全生产，归根结底是要从根本上消除从业人员的不安全行为、生产设施设备等物的不安全状态和管理缺陷三方面的隐患。生产是一个动态的过程，人的不安全行为、物的不安全状态和管理缺陷在生产过程中随时随地都可能发生，如果不能及时发现并消除这些问题，就可能导致事故的发生。安全生产检查就是为了及时发现这些问题隐患，并采取相应措施消除隐患。日常安全检查清单是一份详细列出各种安全隐患检查项目的清单，旨在发现从业人员的不安全行为、生产设施设备等物的不安全状态和管理缺陷等隐患并将其消除在萌芽状态，确保企业或场所的安全可控。企业可以将识别到的风险进行分类分级管控，分类制定检查管控措施并通过细分检查电器设备、消防设施、安全出口、机械设备、化学品管理及个人防护等安全风险环节，进一步细化落实安全生产隐患排查整治。这是企业履行安全管理职责的重要手段之一，也是保障员工生命及财产安全的重要措施。典型安全环保检查记录、隐患检查问题汇总及对外委单位作业检查记录见表 2-4～表 2-6。

表 2-4　典型安全环保检查记录

时间：　　年　月　日

检查人员签字					
区域	检查项目	检查标准	检查结果	检查标准	检查结果
共性检查项目	岗位人员	作业人员是否按规定穿戴劳动防护用品		作业现场有无人员违章作业	
		现场作业人员是否在岗		特种设备操作人员是否持证上岗	
	消防安全	消防器材是否摆放在指定位置，消防管道有无破裂、漏水情况		消防器材检查表是否按时检查并填写	
		消防通道是否畅通		现场有无擅自动用消防器材情况	
	危化品	油品、危化品是否堆放在指定点，现场堆放是否超过 24 h 使用量		酸碱罐区、油库罐体及管道是否存在跑冒滴漏	
		化验室试剂摆放是否整齐，分析仪器是否完好		有毒化学试剂存放房间是否上锁	
	作业现场	沟、坑、井有无盖，护栏、楼梯是否完好		设备转动部分的防护罩是否完好	
		物料堆放是否符合要求		气瓶存放、使用是否符合相关规定（距离、严禁暴晒、远离明火和固定）	

续表

区域	检查项目	检查标准	检查结果	检查标准	检查结果
共性检查项目	作业现场	高处作业平台是否符合要求，人员是否佩戴安全带		地面有无油污、积水、烟头等杂物	
		临边点是否堆放杂物或工器具		相关作业是否持票，负责人是否在现场（安全措施是否与实际相符）	
		临时用电是否符合要求		电气柜是否处于关闭状态	
某垃圾焚烧发电厂	工艺运行	焚烧炉炉膛温度是否大于850℃		垃圾坑、廊道有毒有害气体在线监控数值有无超标情况	
		锅炉负荷是否符合要求（46.2 t）		锅炉压力容器压力数值、指标是否在正常范围内（运行压力是否小于4 MPa）	
		渗滤液廊道所有抽、送风机是否完好		现场设备点检卡是否在规定时间按规范填写（2 h 1次），抽查	
	环保	烟气排放指标日均值有无超标项		环保设施是否运行正常	
		废水和固体废物收集与处理是否正常		危险废物是否按规范收集和储存	
		飞灰固化物和炉渣转运过程中有无撒落		主厂房内是否存在扬尘污染情况	
		飞灰固化物是否按批次堆放		厂区内有无明显臭味	

表2-5　典型安全环保隐患检查问题汇总

时间：　　年　月　日

检查区域							
序号	地点	存在的问题	责任部门签字	限期整改时间	完成时间	复查人	整改单号

表 2-6　典型安全环保对外委单位作业检查记录

时间：　　年　月　日

检查人员签字			
项目名称			
项目	检查内容	检查情况	备注
岗位人员	作业人员是否按规定穿戴劳动防护用品	正常　不正常	
	现场作业人员是否在岗	正常　不正常	
	作业现场有无人员违章作业	正常　不正常	
	特种设备操作人员是否持证上岗	正常　不正常	
设备、设施	物料堆放是否符合要求	正常　不正常	
	地面有无油污、积水、烟头等杂物	正常　不正常	
	职业病防护是否符合要求	正常　不正常	
	相关作业是否持票，负责人是否在现场（安全措施与实际是否相符）	正常　不正常	
	临边点是否堆放杂物或工器具	正常　不正常　不涉及	
	高处作业平台是否符合要求，人员是否佩戴安全带	正常　不正常　不涉及	
	电气柜是否处于关闭状态	正常　不正常　不涉及	
	临时用电是否符合要求	正常　不正常　不涉及	
	气瓶存放和使用是否符合相关规定（距离、严禁暴晒、远离明火和固定）	正常　不正常　不涉及	
消防安全	消防器材是否摆放在指定位置，消防管道有无破裂漏水情况	正常　不正常　不涉及	
	消防通道是否畅通	正常　不正常　不涉及	
	现场有无擅自动用消防器材的情况	正常　不正常　不涉及	
有限空间作业管理	是否正确办理有限空间作业票	正常　不正常　不涉及	
	是否正确使用防护用具	正常　不正常　不涉及	
	是否有现场监护人全程监督	正常　不正常　不涉及	
	是否准备充足的应急装备	正常　不正常　不涉及	
	是否按规定和周期检测气体数据	正常　不正常　不涉及	
发现问题			

2.1.3.2　"两票三制"

"两票三制"是发电行业提高质量标准水平、标准化和精细化的重要管理制度。环境卫生设施运行企业可根据自身实际情况编制符合现场使用的"两票三制"。工作票制度是为了贯彻"安全第一，预防为主，综合治理"的方针，强化安全管理，杜绝各种人身和设备事故的发生。执行操作票制度是电业生产杜绝、严防操作事故发生的重要措施，环境卫生设施各级运行人员均应严格执行操作票制度，避免因误操作导致对设备和人身造成威胁或损伤。交接班制度是明确交接班双方在生产过程中的职责，保证安全生产的一项重要制度。设备巡回检查制度是定时和定点对运行和备用设备进行全面检查，掌握设备运行状况，及时发现设备异常，排除设备隐患，确保安全生产的一项重要制度。设备定期试验切换制度规定了各运行专业（岗位）设备定期切换及试验总体要求，是保证设备能正常使用的基础。典型工作票制度、操作票制度、交接班制度、设备巡回检查制度及设备定期试验切换制度见示例2-6~示例2-10。

【示例 2-6】

典型工作票制度

1 目的

    ……

2 适用范围

    ……

3 安全责任

    3.1 工作负责人（监护人）；

    3.2 工作票签发人；

    ……

4 工作票的执行

    4.1 工作票的种类和要求；

    4.2 工作票的签发；

    ……

5 工作票考核规定

    5.1 考核范围；

    5.2 考核内容；

    ……

6 附加说明

    6.1 其他未尽事宜按照《电力安全工作规程》有关规定执行；

    6.2 本标准规定若有与《电力安全工作规程》相矛盾之处，应按照《电力安全工作规程》执行；

    ……

【示例 2-7】

典型操作票制度

1 目的

......

2 范围

......

3 职责

3.1 安全技术部负责编制正确的典型操作票，并负责操作票的监督执行、统计和考核工作；

3.2 操作命令发布人应对发布命令的正确性和完整性负责；

......

4 操作票内容

4.1 电气操作票应按《电业安全工作规程》要求进行，下列操作必须执行操作票制度；

4.2 热机下列操作，必须执行操作票制度；

......

5 总则

5.1 严格执行操作票制度，是运行人员明确操作的目的、任务和操作步骤，防止误操作，确保人身和设备安全的重要措施。运行人员应以高度的责任心和"安全第一"的思想准确地执行操作任务。

5.2 操作票包括经批准的标准典型操作票和规定格式的书写操作票。

......

6 操作程序

6.1 发布命令，明晰任务；

6.2 接受任务，弄清目的；

......

7 监护内容

7.1 监护操作时，其中一位对设备较为熟悉者作为监护。特别重要和复杂的操作，由熟练的运行人员操作，运行值班负责人监护。

7.2 开始操作前，应先在模拟图上进行核对性模拟预演，无误后再进行操作。监护操作时，操作人在操作过程中不得有任何未经监护人同意的操作行为。

......

8 检查与考核

8.1 各运行值班岗位应建立值班记录簿，将操作内容进行登记；

8.2 安全技术部应随时检查操作票执行情况，对其合格率进行考核；

......

【示例 2-8】

典型交接班制度

1 范围
······
2 总则
······
3 规定
3.1 交接班时间；
3.2 交接班规定；
······
4 管理内容与方法
4.1 交班值长应做好下列各项工作；
4.2 交班各岗位值班员应做好下列各项工作；
······
5 检查与考核
5.1 本规定的执行情况，由部门负责检查与考核；
5.2 对未认真履行职责、未按管理流程工作和未达到管理要求的运行值及个人按规定进行考核；
······

【示例 2-9】

典型设备巡回检查制度

1 目的
······
2 范围
······
3 内容
3.1 分类；
3.2 巡回检查人员要求和巡回检查中的注意事项；
······
4 巡检路线
4.1 机炉巡检路线；

4.2 电气专业巡检路线；

......

5 检查与考核

5.1 本规定的执行情况，由部门负责检查与考核；

5.2 对未认真履行职责、未按管理流程工作和未达到管理要求的运行值及个人按规定进行考核；

......

【示例 2-10】

典型设备定期试验切换制度

1 范围

......

2 总则

2.1 为使运行设备安全、可靠地长期运行，保证备用设备处于良好状态，自动装置、保护装置、信号装置等完好和准确，对一些设备进行定期切换和试验，是确保机组安全运行的一项重要措施，各岗位运行人员应认真执行，本制度自下发之日起执行；

2.2 分情况定期切换和试验；

......

3 各有关专业设备定期工作明细

3.1 锅炉专业定期工作明细；

3.2 汽机专业定期工作明细；

......

2.1.4 环境卫生人员配置

根据企业的战略目标确定环境卫生设施运行各部门的人员配置，按照"预测、计划、招聘、使用、退出"一体化用工模式，以"控制总量、优化结构、提升素质"为重点，综合考虑单位类型、资产规模、效率效益、劳动定员、人员结构等因素，深化涵盖用工总量、专业结构和素质结构的预测体系，建立并完善基于用工总量控制、人工成本控制和人员素质结构优化提升的需求预测模型，科学指导人力资源计划编制，促进企业人力资源优化配置和效率提升。

2.1.5　环境卫生人员培训

2.1.5.1　培训内容

（1）职业素养

环境卫生设施运行管理人员应具备下列职业素养：

1）具有社会责任感和良好的职业操守，诚实守信、严谨务实、爱岗敬业和团结协作。

2）遵守相关法律法规、标准和管理规定。

3）树立安全至上和质量第一的理念，坚持安全生产和文明作业。

4）具有节约资源和保护环境的意识。

5）具有终身学习的理念，不断学习新知识和新技能。

（2）职业能力

职业能力是指专业人员从事本职业岗位工作的多种能力的综合，是专业人员通过将所学知识、技能和工作态度在特定的职业活动中进行类化和整合所形成的能够完成一定职业任务的能力。职业能力培训的目的是全面提升环境卫生工作人员在工作中所需的技能和素养，更好地胜任日常工作任务。环境卫生设施从业人员培训现场示意见图 2-1。

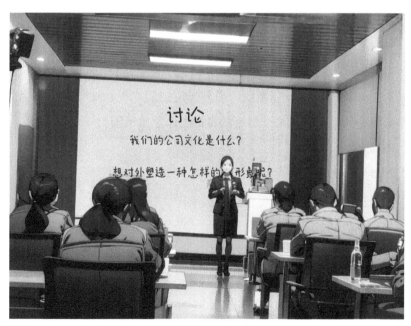

图 2-1　环境卫生设施从业人员培训示意

2.1.5.2　培训评价

（1）培训知识要求分为掌握、熟悉及了解 3 个层次

1）掌握（Master），为最高水平要求，包括能记忆所列知识并能对所列知识加以叙述和概括，同时能运用知识分析并解决实际问题。

2）熟悉（Familiar），为次高水平要求，包括能记忆所列知识并能对所列知识加以叙述和概括。

3）了解（Understand），为最低水平要求，指对所列知识有一定的认识和记忆。

这种分层次的知识要求有助于更有针对性地进行培训，确保培训内容与环境卫生人员在工作中的实际需求相匹配。通过层次性培训，可以更有效地提高他们的工作能力，实现知识与实际操作的有效结合。

（2）坚持进行培训质量及效果考核，从反应层面、知识层面及行为层面进行评价

通过反应层面、知识层面及行为层面的评价，可以全面了解培训的效果。反应层面评价反映了受训者对培训活动的感受；知识层面评价衡量了受训者对知识的掌握程度；行为层面评价则关注受训者在实际工作中的应用能力。这 3 个层次的评价相结合，能够提供全面和客观的培训质量及效果反馈，有助于进一步优化培训计划。典型培训计划见示例 2-11。

【示例 2-11】

典型培训计划

一、培训目标

帮助员工熟练地掌握职业技能，提升岗位技能水平，加强员工对部门工作职责及工作流程的认识，营造相互促进的良好工作学习氛围。

二、培训对象

培训对象为全体员工。

三、经费支出

外派培训和外聘培训产生的经费将纳入公司职工教育经费支出。内部培训产生的经费由公司在月度生产性奖金中支出。

四、培训组织

培训分为公司级、部门级和班组级。

（一）公司级培训由相关部门牵头对接，综合部承办，培训方向为提升管理团队营运管理能力、对标学习等，一般以外派培训和外聘培训的形式开展。

（二）部门级培训由相关部门自行组织，培训方向为制度培训解读、操作规程、设备管理、安全环保等，一般以内部培训的形式开展。

……

五、培训要求

（一）培训安排。培训活动严格按照××年度培训计划表实施，各部门应在每月月末做好次月培训安排，包含培训时间、培训讲师、培训主题等，每月5日前将培训安排报送至综合部。执行期间如有调整应及时通知综合部。

（二）培训讲师。内部培训讲师包含但不限于专工、技术员、安全专员、值长、主操等。其中专工、技术员、安全专员、值长等岗位的培训内容应包含设备原理、专业技能、相关专业知识等，每人每年培训授课不低于2次；主操岗位的培训内容应包括运行操作规程、事故安全分析、专业技能等，每人每年培训授课不低于1次。

……

六、年度培训计划

……

2.2　年度生产计划

2.2.1　经营目标与年度生产计划

企业经营目标是指在一定时期内企业生产经营活动预期要达到的成果，是企业生产经营活动目的性的反映与体现，主要包括经营业绩指标、重点工作目标等。其中应重点关注质量效益目标（包括营业收入、利润总额、净利润和净资产收益）、管理效能目标（包括营业利润率和成本费用利润率）等。典型年度经营目标见示例2-12。

【示例2-12】

典型年度经营目标

为全面落实集团年度工作安排，结合公司"十四五"规划要求，经研究决定，现将公司××年度目标任务公布如下。

一、经营业绩指标

（一）质量效益目标

1. 营业收入：××万元（扣除内部收入）。

2. 利润总额：××万元。

3. 净利润：××万元。

4. 净资产收益率：××%。

（二）管理效能目标

1. 营业利润率：××%。

2. 成本费用利润率：××%。

二、重点工作目标

（一）12月底前污泥项目建成投运。

（二）12月底完成扩能工程项目土建施工××%，设备采购××%，形象投资××万元。

（三）10月底前完善安全风险分级管控及隐患排查治理双重预防机制建设，完成安全标准化创建。

（四）12月底完成省级健康企业创建工作。

（五）入厂垃圾上网发电量不低于××kW·h/t。

（六）12月底前完成标准化作业指导书编制。

（七）建立并完善科研体系，科研经费投入不低于××万元。

（八）至少完成一项降本增效举措。

（九）完善某垃圾焚烧发电厂特许经营协议。

（十）按政策推进某垃圾焚烧发电项目纳入补贴清单，推进落实国补。

×××公司

××年×月×日

年度生产计划是指企业为实现其经营目标而制订的生产安排和计划，包括生产计划、检修计划、改造计划、检验检测计划、物资供应计划等，以确保企业在特定时间内能够满足市场需求。制订经营目标与年度生产计划时，通常需要考虑市场需求（对市场趋势和竞争情况进行分析，确定产品或服务的需求情况）、资源分配（评估企业可用的人力、物力和财力，以确定生产能力）、成本控制（确保生产计划符合成本预算，并寻求降低成本的方法）、质量管理（设定产品或服务质量标准，并采取措施确保其达到要求）等多方面因素。典型年度生产计划见表 2-7。

表 2-7 典型年度生产计划

序号	项目	1月	2月	3月	……	10月	11月	12月	年度合计	责任岗位
一、生产计划										
1	入厂垃圾量 /t									运营部
2	入炉垃圾量 /t									运营部
……	……									……
二、检修计划										
焚烧系统	1# 焚烧线									安全技术部
	2# 焚烧线									安全技术部
	3# 焚烧线									安全技术部
汽轮发电系统	1# 汽轮发电机组									安全技术部
	2# 汽轮发电机组									安全技术部
…	……									……
三、改造计划										
1	垃圾吊 5# 控制站迁改									安全技术部
2	渗滤液处理 UBF 循环系统进水管改造									安全技术部
……	……									……
四、检验检测计划										
1	压力管道									安全技术部
2	电梯									安全技术部
……	……									……
五、物资供应计划										
1	石灰 /t 单耗 9.6 kg									运营部
2	活性炭 /t 单耗 0.5 kg									运营部
……	……									……

2.2.2　备品和备件更新计划

　　企业的设备改造和更新是促进企业技术进步、增强企业内在发展能力和对外界环境变化的适应能力的需要。在环境卫生设施运行的过程中，部分设备难免出现损坏和落后的情况，容易产生安全隐患问题，并对企业的安全生产构成威胁，因此对设备进行改造和更新是必要的。通过设备改造和更新，能够实现企业产品生产的增产增值、降低生产消耗、节约能源、提高生产效率等。设备备品和备件更新计划主要包括重点检修或改造项目（设备）的名称和原因及检修或改造的总费用。设备备品和备件更新计划见表 2-8。

表 2-8　设备备品和备件更新计划

设备名称	要求原因	备品和备件名称	费用/万元												
			1月	2月	3月	4月	5月	6月	7月	8月	9月	10月	11月	12月	全年合计
焚烧炉	检修维护	焚烧炉专用备品和备件													
	检修维护	燃烧器备件													
余热锅炉	检修维护	高压阀门													
	检修维护	防磨瓦													
布袋除尘器	检修维护	净化室盖板													
炉渣输送系统	检修维护	输送皮带													
	检修维护	托辊、支架、滚筒及其他备品或备件													
轴承	检修维护	轴承（所有专业）													
雾化机	检修维护	雾化机备件，采购 2 个雾化盘													
潜水泵	检修维护	潜水泵													
	检修维护	通用备品和备件													

2.2.3 检验检测计划

环境卫生设施具有特殊性，无论是环境卫生收集设施、转运设施还是处理处置设施，一般而言都是由大量的建（构）筑物和设备设施组成，通常面临的环境状况比较差。所以环境卫生设施的检验检测应重点关注建（构）筑物、设备及环境的检验检测。

建（构）筑物的检验检测应包含：

（1）建（构）筑物基础检测：包括基础承载力检测、地基沉降和变形检测，确保建（构）筑物的基础能够承载和支撑建筑物的重量。

（2）结构框架检测：包括建（构）筑物的梁、柱、墙体等结构构件的强度、稳定性、抗震性等方面的检测，确保建（构）筑物的结构能够满足设计要求。

（3）使用效果检测：包括检测使用过程中是否存在细微裂缝、接缝不平，及开展各类建（构）筑物池体防渗检测等。

设备的检验检测主要包括：

（1）设备本体检验检测，如焚烧炉、余热锅炉、抓斗、压缩机、地磅、化验设备、计量器皿等。

（2）安全附件的检验检测，如安全阀、压力表、压力管道、阻火器等，以及气体浓度报警系统、消防系统等。

环境卫生设施建（构）筑物及设备检验检测工作计划见表 2-9。

表 2-9　环境卫生设施建（构）筑物及设备检验检测计划

项目	内容	明细	时间节点					责任岗位	复核岗位
			1月	2月	……	11月	12月		
检验检测	建（构）筑物检验检测	沉降和变形						安全专员	安全技术部
		厂房钢结构强度、稳定性、抗震性						安全专员	安全技术部
		建（构）筑物防渗						安全专员	安全技术部
		防雷接地						电气专工	安全技术部
	设备检测检验	叉车（批次）						—	安全技术部
		压力管道（批次）（年检）						汽机专工	安全技术部
		压力管道（批次）（定检）						汽机专工	安全技术部

续表

项目	内容	明细	时间节点					责任岗位	复核岗位
			1月	2月	……	11月	12月		
检验检测	设备检测检验	电梯（批次）						安全专员	安全技术部
		安全阀（批次）						锅炉专工	安全专员
		锅炉内检（批次）						锅炉专工	安全专员
		锅炉外检（批次）						锅炉专工	安全专员
		压力容器（批次）						锅炉、汽机专工	安全专员
		起重机械（批次）						锅炉、汽机专工	安全专员
		气体检测仪器（批次）						仪控专工	安全专员
		强检压力表（批次）						仪控专工	安全专员
		汽车衡（批次）						仪控专工	安全专员
		取水电磁流量计						仪控专工	安全专员
		全厂非强检仪表						仪控专工	安全专员
		电气安全器具						运营部专员	运营部

　　环境卫生设施企业生产过程中会产生废气、渗滤液、噪声、固体废物等。为及时了解和掌握项目的污染物排放状况和对所在地区环境质量的影响情况，企业必须定期自行或委托当地具有环境监测资质的第三方单位对本项目的主要污染源进行监测。环境监测的内容应该根据企业环境影响评价报告书及环评批复制定。环境卫生设施污染源环境监测计划见表 2-10。

表 2-10　环境卫生设施污染源环境监测计划

污染源	监测手段	监测项目	监测点位	监测频率
废气	焚烧炉烟囱烟气（在线监测）	二氧化硫、氮氧化物、硫化氢、一氧化碳、颗粒物、烟气流量、烟气温度；炉内一氧化碳浓度、燃烧温度、含氧量等	3 个独立烟道出口（集束烟囱）	与焚烧炉同步工作，连续在线监测
	采样监测	汞及其化合物（以 Hg 计）、镉、铊及其化合物（以 Cd+Ti 计）、锑、砷、铅、铬、钴、铜、锰、镍及其化合物（以 Sb+As+Pb+Cr+Co+Cu+Mn+Ni 计）	3 个独立烟道出口（集束烟囱）	正式运营期间烟气中重金属每月 1 次
		二噁英	3 个独立烟道出口（集束烟囱）	每年 1 次

污染源		监测手段	监测项目	监测点位	监测频率
废气	原料料仓	采样监测	颗粒物	排风口（3 个）	每年 1 次
	垃圾池恶臭	采样监测	臭气浓度、氨、甲硫醇、硫化氢	垃圾池备用抽风系统排风口	焚烧炉停炉检修时采样
	厂界	采样监测	臭气浓度、氨、硫化氢、粉尘	厂界下风侧距边界 10 m 处	每季度 1 次
废水		采样监测	pH、化学需氧量（COD）、五日生化需氧量（BOD_5）、氨氮（NH_3-N）、大肠菌群（单位为个 /L）、悬浮物、铜、铅、锌、镉、铬（六价）、汞、镍	回用水池	每年于 1 月和 7 月分别监测 1 期
			pH、COD、BOD_5、NH_3-N、流量	一般废水处理设施排口	每季度 1 次
			COD、NH_3-N	雨水排放口	排放期间按日监测
厂界噪声		实测	Leq（A）	厂界四周围墙外 1 m 处	每季度 1 次
工业固体废物		实地调查	炉渣与飞灰产生量与处理方式、飞灰浸出毒性	固化飞灰浸出液	实时记录

2.2.4　物资采购及管理计划

物资采购是指环境卫生设施运行企业根据生产和运营的需求，从外部市场获取所需物资的行为。物资采购需要遵循一定的程序和规定，包括供应商的选择、采购合同的签订、采购物资的验收等。物资管理计划是指企业在生产和运营过程中，对所需物资的种类、数量、质量、价格等进行全面规划和管理的工作。物资管理计划需要基于企业的生产和运营计划制订，需要考虑企业的实际情况和市场环境的变化，确保物资的供应和需求的平衡。物资采购及管理计划的目标是提高企业的经济效益和市场竞争力。合理进行物资采购和管理，可以降低企业的生产成本，提高产品质量和市场竞争力。同时，还可以优化企业的库存结构，避免物资积压和浪费，提高企业的运营效率和市场响应速度。某公司年度采购计划见表 2-11。

表 2-11　某公司年度采购计划　　　　　　　　单位：万元

某公司 ××××年度采购计划（发电厂）				
项目编号	部门	采购类型	采购项目名称	计划采购金额（总价）
XLHB2024001A	安全技术部（锅炉）	货物	气体	
XLHB2024002A	安全技术部	货物	油脂油品	
XLHB2024003A	安全技术部（化水）	货物	盐酸、硫酸（含试剂）	
XLHB2024004A	安全技术部（化水）	货物	絮凝剂	
XLHB2024005A	安全技术部（化水）	货物	化水药剂采购	
XLHB2024006A	运营部	货物	消石灰	
XLHB2024198A	综合部	货物	食堂用品	
XLHB2024199A	综合部	货物	桶装水	
……	……	……	……	
XLHB2024201A	综合部	货物	办公电子设备	
XLHB2024202A	综合部	货物	清洁用品	
XLHB2024203A	综合部	货物	饮用水净水器滤芯	
XLHB2024204A	综合部	货物	劳保洗漱用品	
XLHB2024205A	综合部	货物	定制服务（西服套装）	
XLHB2024206A	综合部	货物	定制服务（工装）	

2.2.5　月度生产方案

月度生产方案是年度计划的细分，是对下个月的重点工作作出安排，主要内容包括安全工作计划、各技术指标计划、成本计划以及生产检修计划和重点工程安排。企业各部门的月度生产方案由工作内容、配合部门、完成时间等组成。

各部门应根据年度生产计划管控月度生产方案，将年度任务分解到当月，并显示具体数额；职能部门应将年度管理目标分解到当月，以当月重点工作为主，日常性管理工作为辅。各部门应结合公司的实际工作情况，对部门的各项工作进行分类拟定，同一性质或属性的各项具体工作归入相应的大类。凡是能够量化的月度任务，必须用数字表述；难以量化的也应使用准确语言对需要完成的标准或达到的效果进行定性，不得使用概括性或模糊性语言。明确每项月度工作内容的完成责任人，并在每项工作的后面予以注明。月度生产计划见示例 2-13。

【示例 2-13】

关于 ×× 年 ×× 月运行值生产运行指标的通知

（×× 月 ×× 日—×× 月 ×× 日）

各运行值：

本月计划三炉两机运行 ×× 天，两炉两机运行 ×× 天。总上网电量为 ×× kW·h，垃圾处理总量为 ×× t。现将 ×× 年 ×× 月各值生产运行指标下发你们，请遵照执行。

一值：×× 个班，垃圾焚烧量 =×× t，上网电量 ×× kW·h，石灰用量 ×× t，活性炭用量 ×× t，尿素 ×× t。

二值：×× 个班，垃圾焚烧量 =×× t，上网电量 ×× kW·h，石灰用量 ×× t，活性炭用量 ×× t，尿素 ×× t。

三值：×× 个班，垃圾焚烧量 =×× t，上网电量 ×× kW·h，石灰用量 ×× t，活性炭用量 ×× t，尿素 ×× t。

四值：×× 个班，垃圾焚烧量 =×× t，上网电量 ×× kW·h，石灰用量 ×× t，活性炭用量 ×× t，尿素 ×× t。

厂用电率（月均值）：三炉运行≤××%，双炉运行≤××%，单炉运行≤××%。

烟气指标（小时均值）：$HCl \leqslant ××$ mg/m³，$SO_2 \leqslant ××$ mg/m³，$NO_x \leqslant ××$ mg/m³，$CO \leqslant ××$ mg/m³，粉尘≤×× mg/m³。

每值在 ×× 日前交通讯稿一篇（未提交的扣当值 ×× 元）。

备注：石灰单耗调整为 ×× kg，活性炭 ×× kg，尿素 ×× kg，本月垃圾处理量三炉运行时按每班 ×× t 计算，两炉运行时按每班 ×× t 计算，上网电量按每吨垃圾 ×× kW·h 计算。

运营部

发：各运行值

抄送：综合部、安全技术部

拟稿：　审核：　签发：

×× 年 ×× 月 ×× 日

2.3　运行维护工作会议

例会是企业部署、了解、检查和督促工作的重要管理形式与手段。根据周期的不同，例会可分为月度例会、周例会、日例会等；根据管理范围的不同，可分为企业级例会、部门级例会、班组级例会等。

生产经营分析会在环境卫生设施运行企业管理中占据重要的地位。应定期组织相关负责人召开运营维护分析会议，分析运行维护活动情况，包括运行主要参数、技术经济指标、设备综合效率、污染物排放指标、运行监控情况、规程执行情况、安全隐患分析及治理，通过同比、环比明确本期运行维护工作和生产经营水平的高低。总结运行维护工作，对工作成功的方面给予肯定，也要查找未达到计划要求进度的原因，吸取经验教训并采取有力措施，做好下阶段的运行维护工作，确保企业实现全年经营目标。

2.3.1　月度分析会

运行维护月度分析会的主要目的是分析运行指标完成情况、异常运行情况、目前存在的问题和需要协调解决的问题，布置下月的运行工作任务并提出工作目标和要求。月度分析会在每月的月初召开，分管副总、运维部主任、副主任、主任助理、各班组专业工人、班组长和安全员参与会议。分析会议由安全专工组织、分管副总主持。以安全分析会议为例，主要包括以下 3 部分内容。

（1）分析上月企业生产经营和运行维护的情况，重点分析运行主要参数、技术经济指标、设备综合效率、污染物排放指标、运行监控情况、规程执行情况和安全隐患分析及治理，并研究制定相应对策。

（2）检查和分析企业"三票两制""危险因素控制卡"等制度执行中存在的问题，提出改进意见。学习相关安全文件和通报，并布置贯彻落实措施执行情况。检查和分析企业安全管理存在的问题，并提出改进意见。

（3）研究本月企业生产经营与运行维护中存在的普遍性和倾向性问题。提出下月的工作目标和要求，安排下月的运行主要参数、技术经济指标、设备综合效率、污染物排放指标、安全生产任务和措施的相关工作内容。

2.3.2　周例会

周例会的目的是通过例会的形式，给运营维护部门的人员创造一个交流与协调的工作平台，通过交流更好地发现问题并解决问题，从而总结工作，安排下一步工作要点，更全面地推进本部门的工作。

周例会会议内容一般包括以下 6 个方面：

（1）整体状态介绍：由运行部门汇报企业运行维护的状态，包括资源、计划和工作范围是否存在变化，对于发生变化的地方需要特别说明。

（2）上周工作总结：总结上周工作。重点介绍工作任务的完成情况，需要特别说明未完成任务的原因及处理方案。

（3）下周工作计划：介绍下周的任务计划安排。对于每一项任务安排，需要明确记录任务名称、简要说明、完成时间、完成标志（交付物或签字确认等）和各方负责人。

（4）总结例会内容：周例会结束之前，需要由会议负责人对本次会议达成的内容进行汇总说明，并确认记录内容的正确性和完整性。

典型周例会会议纪要见示例 2-14。

【示例 2-14】

典型周例会会议纪要

时　　间：××年××月××日

地　　点：一楼会议室

参会人员：环保公司××、××、综合部、安全技术部、运营部及各外委单位负责人

主 持 人：××

会议内容：

××月××日，某公司在一楼会议室召开周例会。会议对上周工作进行了总结，对本周工作进行了安排，现将会议内容记录如下：

一、上周工作完成情况

（一）生产运营；

（二）工程建设；

……

二、本周工作计划

（一）生产运营；

（二）工程建设；

……

三、会议强调事项

按照公司××年工作安排部署，各部门谋划好××年各项工作。

（一）综合部提前做好春节期间生产物资采购，推进尿素、化学药剂、扩能工程检测和垃圾吊迁改供应商确定，同时按照××年采购计划表，快速推进××年第一季度物资采购工作；完成××年××月支委会资料整理并发文；完成××年生产运行资料收集和归档；××年××月起公司员工薪酬、全面预算管理等工作按项目分列管理；清理××年目标任务完成情况，对接年度考核相关工作；提前做好××年成本控制管理工作；推进特许经营协议的完善工作。

（二）安全技术部持续开展隐患排查整治工作；本周组织开展安全经费使用宣贯培训；争取本周完成漏风治理整改项目验收工作；推进××年B类设备检测工作；推进环保季报和年报填制工作。

……

（某公司整理）

2.3.3　每日例会

每日例会可以细化班组成员每天工作的进度，部署和强调当日的工作重点，落实工作计划。

每日例会在每日班组交接前召开，由各班组主管负责人召集并主持，指定人员进行会议记录，分析会议由班组长主持，形成会议纪要。

每日例会会议内容：

（1）本日工作目标完成情况。

（2）在任务开展过程中遇到的各种问题及相应的解决措施。

（3）安排次日工作目标及工作要求。

典型每日例会会议纪要见示例2-15。

【示例2-15】

典型每日例会会议纪要

时　　间：××年××月××日

地　　点：三楼交接班会议室

参会人员：××及各外委单位负责人等

主 持 人：××

会议内容：

各专业、外委施工单位汇报当日计划工作完成情况、存在的问题、需协调事项，会议由 ×× 主持，会议对当天生产情况、主要检修工作和进度进行了汇报与安排，对之后的工作进行了部署，对存在的问题和需协调事项进行了安排。现将会议内容记录如下。

一、当日工作安排

1. 仪控专业：

1# 辅助燃烧器温控仪故障，更换温控仪。

2. 电气专业：

无。

……

二、存在的问题

1. 做好检修与运行的协调。

2. 运行人员及时对已终结工作票进行复核，复核时注意清理现场工具。

……

三、协调事项

继续对照检修计划表对检修工作进行确认。

四、注意事项

1. 专工、技术员需经常到现场把控施工进度、质量。

2. 工作票的补充措施一定要填，不留空白。

……

2.4 设备试验

设备定期试验是为了保证设备在操作人员预期的使用条件下安全并可靠运行。定期试验是对设备进行检测、评估和记录以确保其性能符合预期的一项重要活动。设备定期试验的主要目的包括以下 5 个方面。

（1）检测设备是否符合设计要求和相关标准，排除潜在的故障或缺陷。

（2）确定设备的运行状态，包括其性能、参数和运行特性，以识别可能存在的问题及异常情况。

（3）评估设备的性能和可靠性，以预测并避免可能的故障，防范设备失效的风险。

（4）记录设备的运行状态和维护情况，以便分析和比较设备的运行数据，为设备维护和保养提供数据支持。

（5）保障人员的安全和健康，保证设备正常运行，避免可能的事故和伤害。

环境卫生设施运行企业常用的设备包括泵、电机、液压站、膜组件、焚烧炉、余热锅炉、抓斗、压缩机、锅炉、汽轮机、发电机等，为了保证环境卫生设施运行企业正常的生产运行，必须保持设备处在良好的运行状态。对设备进行试验是清除安全隐患，保护安全生产运行的重要手段。环境卫生设施运行企业设备试验的重点在工程竣工验收后及在役设备检修后进行全面的性能测试。

2.4.1　设备试验准备

编制设备试验方案是设备试验展开前的重要工作，掌握技术资料是方案编制的必要条件。技术资料包括设备自设计、采购、安装和调试以来形成的系列文件。

试验前还应向参与人员明确试验的重要性和必要性，通过了解试验地点环境，明白试验的项目和标准，深入了解现有问题后才能展开试验。试验设备应进行相关检测，从仪器仪表的容量、量程、转换开关、插头、调压器等各方面进行检测和调整，以使设备完全满足试验的要求。试验前，还应掌握技术资料，全面检查设备及辅机，对调节机构、检测仪表与自动装置进行必要的校正，对设备存在的缺陷予以消除。

2.4.2　设备试验过程

试验过程应严格执行规范要求，落实责任制，确定试验管理机构，明确分工与职责。试验负责人对试验时限、质量、安全和成本全面负责。

以发电机试验为例，在试验过程中，设备间金属外壳应良好接地，高压试验引线应尽量缩短且截面应足够大。同时做好线路的拆接标记，不仅恢复连接时能迅速衔接，还能避免工作进度的减慢，降低损失的风险。另外，为了防止发生放电，应保证高压回路对安全网、设备外壳墙壁等地位物体间设置有足够的安全距离。在试验过程中，如果需要升高电压，则加电压前试验人员要离开设备和高电压试区，经检查无误后方可加压。在升压过程中，如果有异常发生，应马上停止试验，然后降电压并切断电源，对高压试验设备充分放电，保证接地状态良好后进行检查，试验要在问题查明处理后恢复。试验结束后，应把自装的短路线及接地线拆除，然后检查设备并清理试验现场，持续提高设备的预试质量。

2.4.3 试验完成

试验完成后应恢复强制条件，并投入相应的保护联锁，不得随意改动，若改动应按规定办理审批手续。还应做好系统及设备的恢复工作，校核保护值正确。各设备应停动力电源，不停电时应做好防误启措施，需启动的设备开关应切至"远方"位置。

2.4.4 试验记录

收集整理自试验准备开始至试验结束的额定工况倍数、持续时间与试验速度等数据，并分析试验结果，做好详细记录。锅炉水压试验记录见表 2-12。

表 2-12 锅炉水压试验记录

# ___锅炉水压试验记录表			编号:			
发令人: 时间:_____年___月___日___时___分						
受令人: 时间:_____年___月___日___时___分						
序号	内容			执行时间	执行情况	执行人
一、	水压试验前检查内容					
1	与锅炉水压试验有关的检修工作全部结束，检修工作票已注销					
2	锅炉炉膛内部及尾部受热面内无人工作					
……	……					
二、	进水操作					
1	各系统具备条件后，启动给水泵向锅炉上水。锅炉进水不应太快，调节进水量应缓慢、均匀，阀门不可猛开、猛关，以防发生水冲击。汽包上下壁温差不得大于50℃（如进水温度和汽包壁温相近时，可适当加快进水速度）					
2	待各空气门连续冒水时，逐步关闭所有空气门，并注意对压力上升的控制					
……	……					
三、	升压操作					
1	在锅炉上满水后，切换至给水小旁路，调整小旁路开度开始升压，升压速度控制在 0.2 MPa/min					
2	升压过程中，严密监视锅炉主汽门后压力及温度变化情况，防止主汽门内漏至汽机蒸汽管道内引起水冲击					
……	……					

续表

序号	内容	执行时间	执行情况	执行人
四、	检查后泄压			
1	水压试验结束后，逐渐关闭进水门和微开过热器出口集箱疏水门进行泄压，控制泄压速度在 0.5 MPa/min 以内			
2	在进行泄压或放水前，应检查疏水管和放水管处无人工作			
……	……			

本记录完成收回时间：_____年____月____日____时____分

_____年____月____日

2.5 环境卫生设施和设备运行调节及事故处理

2.5.1 典型设施和设备运行调节

环境卫生设施和设备在长期运行过程中，受到各方面因素影响，存在出现异常现象的风险。为确保环保设备长期稳定运行，需要经常对设施和设备的运行进行调节。运行调节主要根据运行参数的变化及时查找原因并进行相应的调整，维持运行参数在规定范围内。重点在于掌握影响设备运行参数的因素、调节原理和参数的正常运行范围，监视参数变化情况，掌握投入调节的措施效果和见效时间等，处理调整过程中的异常。

2.5.1.1 典型焚烧炉控制与调节

垃圾焚烧炉是焚烧处理垃圾的设备，其工作原理是垃圾在炉膛内燃烧，变为废气进入二次燃烧室，在燃烧器的强制燃烧下完全燃烧，再进入喷淋式除尘器，除尘后经烟囱排入大气。由于焚烧炉的体积较大，炉内的温度分布不均匀。生活垃圾的热值越高，可达到的焚烧温度越高，则越有利于生活垃圾的焚烧。生活垃圾与空气的混合越好，燃烧反应越完全。因此，增加焚烧炉的控制与调节，有利于设施和设备的高效运行。调节主要包括焚烧温度调节、二燃室停留时间调节、扰动程度调节、空气过剩系数调节等方面。机械炉排炉是典型垃圾焚烧炉，垃圾通过进料斗进入倾斜向下的炉排（炉排分为干燥区、燃烧区和燃尽区），由于炉排之间的交错运动，将垃圾向下方推动，使垃圾依次通过炉排上的各个区域，同时，由一个区进入另一个区时，能起到翻身的作用。典型生活垃圾焚烧炉示意见图 2-2。

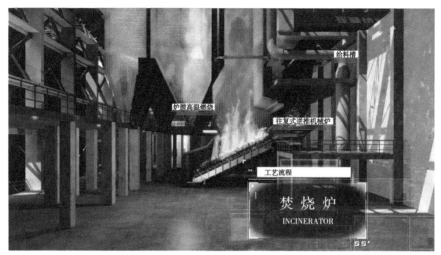

图 2-2　典型生活垃圾焚烧炉示意

炉排炉的燃烧调整包括以下 4 个方面。

（1）焚烧温度调节：高温可以确保垃圾的有害成分得到充分分解，减少酸性气体和有害气体的生成。通常焚烧炉的设计温度为 1 050℃，正常运行温度为 850～1 000 ℃。

（2）停留时间调节：烟气在高温区域停留时间必须足够长，以确保垃圾得到充分燃烧。固体物质在焚烧炉内的停留时间为 60～120 min，烟气的停留时间大于 2 s。

（3）扰动程度调节：为了使垃圾和空气充分接触，需要在焚烧过程中增加扰动。在实际工程中，主要利用供风布置、炉排运动和辅助燃烧器的布置来增加扰动。

（4）空气过剩系数调节：空气过剩系数反映了燃烧状况。空气过剩系数大，燃烧速度快，燃烧充分，但供风量较大，产生的烟气量大，使后续的烟气处理负荷增大，不够经济。空气过剩系数小，则燃烧不完全，甚至产生黑烟，有害物质分解不彻底。根据实践经验，焚烧炉的空气过剩系数一般为 1.1～1.3。

以上调整可以通过人工操作完成，也可以通过自动控制系统实现。为了保证炉排炉的高效、安全和环保运行，调整应该基于严格的操作规范和技术要求，并在运行过程中进行监测和分析。

2.5.1.2　典型余热锅炉调节

余热锅炉是指利用各种工业生产过程中的废气、废料或废液中的余热及其可燃物质燃烧后产生的热量把水加热到一定温度的锅炉，通过余热回收生产热水和蒸汽来供给其他工段使用，由锅筒、活动烟罩、烟道等部件组成。余热锅炉系统的应用过程中，并汽是关键环节。并汽操作能够将不同来源或不同参数的蒸汽混合在一起，然后统一送入用汽系统，可以保证蒸汽的稳定供应，提高能源的利用率，降低污染物排放，并满足生产过程中对不同参数蒸汽的需求。典型余热锅炉并汽操作流程见示例 2-16。

【示例 2-16】

典型余热锅炉并汽操作流程

余热锅炉并汽前应与有关司炉和汽轮机操作人员取得联系，适当调整汽温，注意保持汽压。若汽压已达到或接近并汽要求，但汽温太低，则应加强过热器出口的排汽，加强并汽阀前的疏水，并适当调整炉内燃烧。若汽压达到并汽要求，汽温太高，多方调整无法控制，可开启减温水。并汽前，应冲洗鼓水位计，校对远程水位显示装置和各压力表的指示。并汽前，汽水品质经取样化验符合规定。

锅炉并汽前应具备下列条件：

（1）锅炉设备运行正常，燃烧稳定。

（2）并汽锅炉主汽压力稍低于蒸汽母管压力 0.1~0.2 MPa。若锅炉汽压大于母管汽压，则当并汽阀开启后，大量蒸汽涌入母管，会导致并汽锅炉负荷骤增，压力突降，造成汽水共腾。此时若加大燃烧，会使该锅炉热负荷突然增加，对锅炉不利，同时还会导致并列运行的其他锅炉汽压过高，若升火锅炉汽压低于母管过多，会发生蒸汽倒流。

（3）蒸汽温度控制在 385℃ 以上。若汽温比母管汽温低，将会使母管汽温突降，严重时会带水。若在蒸汽压力已经达到额定压力且全开排空和疏水后蒸汽压力仍然无法下降的情况下，可在 360℃ 以上并汽，但过热度不低于 100℃。此时并汽应缓慢进行且密切注意观察锅炉气温、气压、水位，以及锅炉现场蒸汽管道阀门状态，确保待并汽源过热度不低于 100℃。如发现气温急剧下降或发生蒸汽管道水冲击等现象，应立即停止并汽，待恢复正常后重新并汽。

（4）汽包水位采用手动控制，水位控制在 -50 mm 左右。

（5）各种监视表计正常，汽机具备条件。

并汽时应缓慢开启并汽阀的旁路阀，当锅炉汽压与母汽压平衡后，再缓慢开启并汽阀而关闭其旁路阀。并汽时，应注意保持汽压、汽温及水位，并缓慢增加锅炉蒸发量，在并汽过程中，如引起汽机的汽温急剧下降或发生蒸汽管道水冲击时，应立即停止并汽，加强燃烧、加强疏水，待恢复正常后重新并汽。并汽后应再次对照汽包水位计，远程水位显示装置和各汽压表的指示，注意观察各仪表指示的变化，并开始抄表。并汽后汽温能维持汽机的正常汽温时，可依次关闭所有疏水阀及对空排气阀。根据汽温的上升情况投入减温器。

并汽后，应注意维持汽包水位，给水可投自动。为确保锅炉水循环正常，应尽快将蒸汽负荷增加到锅炉负荷额定值的 50% 以上。并汽后，应对锅炉机组进行一次全面检查，将所发现的问题记录在有关记录簿内。经过大、中修的锅炉并汽后，应记录各膨胀指示器的指示值。

2.5.1.3 典型汽轮机监视与调节

汽轮机是一种旋转式蒸汽动力装置，其运行原理是高温高压蒸汽穿过固定喷嘴成为加速的气流后喷射到叶片上，使装有叶片排的转子旋转，同时对外做功。在垃圾焚烧发电中，汽轮机的主要作用是将焚烧垃圾产生的热能转化为机械能，继而发电。汽轮发电机示意见图2-3。

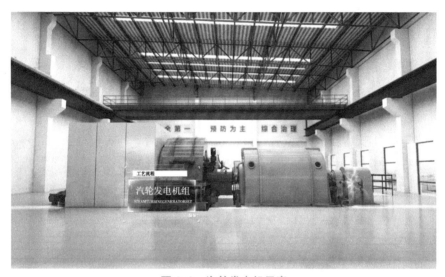

图2-3 汽轮发电机示意

具体来说，汽轮机接收来自焚烧炉的高温高压蒸汽，通过一系列的能量转换过程，将蒸汽的热能转换为转子的旋转动能，进而驱动发电机发电。汽轮机的性能和运行状态直接影响垃圾焚烧发电的效率和产能。稳定性好且效率高的汽轮机可以确保垃圾焚烧发电的产能更大与效率更高，同时能减少对环境的影响。典型汽轮机热态启动操作见示例2-17。

【示例 2-17】

典型汽轮机热态启动操作

汽轮机热态启动，是指以调节级后气缸内壁金属温度150℃为界限，高于150℃为热态，热态启动又根据停机时间长短或气缸内壁金属温度高低分为热态启动和半热态启动；其中停机48 h以内或气缸内壁金属温度在150℃以上，机组重新启动为半热态动态。

（1）汽轮机的热态启动必须遵守的原则

1）转子弯曲度不超过0.03 mm。

2）串轴、胀差、气缸上下缸温差在规定范围内。

3）进入汽轮机的蒸汽温度应高于进汽室缸壁温度。

4）启动前转子应连续盘车4 h，如中间因故停止盘车超过2 h，需重新盘车4 h。

5）在连续盘车情况下，应先向轴封送汽，然后再抽真空。轴封用汽使用高温汽源（送轴封汽应充分疏水）。

6）真空应维持在-0.080 MPa 以上。

7）润滑油温不低于45℃。

8）加强气缸本体和管道疏水，防止冷汽、冷水倒灌至气缸或管道，引起水击振动。

9）低速时应对机组全面检查，确认机组无异常后，即升至全速，并列带适当负荷。在升速过程中应防止转速上升过快又降速的现象。

10）应严格监视机组振动情况，在中速以下，汽轮机振动超过0.03 mm 时应立即停机，重投盘车升速时一旦振动过大，应立即打闸停机，严禁降速暖机。

（2）热态启动的操作

1）热态启动方式与额定参数冷态启动相同，只升速和带负荷时间缩短。

2）汽轮机热态启动必须先轴封供汽后启动真空泵抽真空。

3）轴封的投入应先开启母管疏水，确保蒸汽温度在130℃以上，防止引起胀差的显著变化或轴封处不均匀的热变形。

4）维持凝汽器真空在-0.080 MPa 以上。

5）冲转前调整润滑油温不低于40℃。

6）机组热态启动前系统检查、辅机启动操作步骤同冷态启动相同，其他操作规定如在热态启动无特殊说明，按冷态启动要求执行操作。

7）汽轮机的冲转参数主蒸汽温度高于调节级金属温度30～40℃，蒸汽过热度大于56℃。

8）启动前转子应连续盘车4 h，如中间因故停止盘车超过2 h，需重新盘车4 h。

9）汽轮机冲转过程中不需要进行中速暖机，低负荷暖机时间缩短，机组的升负荷和升温速度加快。

10）当新蒸汽参数合格与运行条件具备后，使用调速汽门冲动转子，并快速地以300～500 r/min 的速度把转速升至额定值，如无异常，升速过程中应尽量减少不必要的停留。

11）达到额定转速后，通知电气并网。

12）汽轮机并网后应立即加初始负荷到与气缸温度相当的水平。

13）热态启动的其他有关操作可参照冷态启动进行检查、调整和操作。

总体来说，汽轮机的热态启动不仅需要严谨的操作规程，还需要参照冷态启动进行检查、调整和操作。

2.5.1.4 典型电气系统监视与调节

生活垃圾焚烧厂的电气系统主要包括发电机、变压器、高低压配电装置、电缆、照明等部分。电气系统的作用是将垃圾焚烧产生的热能转化为电能，供厂内的生产设备和辅助设施使用，同时将多余的电能输送到电网供其他用户使用。电气系统是垃圾焚烧厂中非常重要的部分，其正常运行对于保证垃圾焚烧厂的稳定运行和经济效益具有重要意义。电气并网操作见示例 2-18。

【示例 2-18】

电气并网操作

发电机并网前应再一次检查发电机出口地刀处于"分位"，发电机励磁 PT、机端 PT、励磁变刀闸均已合闸，发电机出口断路器处于"工作"位置，励磁回路及设备正常。

发电机并网必须满足下列条件：

（1）待并发电机电压与系统电压大小相等。

（2）待并发电机频率与系统频率相等。

（3）待并发电机电压相位与系统电压相位相同。

（4）待并发电机电压相序与系统电压相序一致。

待汽机转速达到 3 000 r/min 稳定后，投入发电机励磁控制柜交和直流控制电源。检查核实励磁装置在"恒压"状态，并确认；调节柜上的通道选择转换开关在 A（B）位置，并确认运行正常；将 A、B 调节器"主控/就地"转换开关切至"就地位置"，并确认；将 A、B 调节器"运行/退出"转换开关切至"运行位置"，并确认；将运行调节器"置位投/退"转换开关切至"投位置"，调整增、减磁按钮，将发电机电压调整至系统电压（10.5 kV 左右），注意在升压过程中定子三相定子电流应为 0，三相定子电压应平衡，当定子电压升至额定值时，发电机空载励磁电压不得大于 53.8 V。发电机建压完成后，检查励磁装置无告警，在发电机保护屏下部，投上"灭磁开关联跳发电机"压板；至同期屏操作并网。

并网一般采用自动准同期并网方式。先检查同期柜手动无压转换开关在"闭锁"位置，并确认；检查同期操作箱无压转换开关在"退出"位置，并确认；无误后：①选择同期点（需并列的断路器）。②联系汽机主操发出"同期允许命令"，并确认。③同期操作箱转换开关操作：硬控—就地—投电—合闸—启动。观察同期装置中实时数据，系统侧和待并侧电压和频率参数。若发电机电压低于系统电压则至励磁屏缓慢点动增磁按钮并观察合闸是否成功。④检查并网成功后退出同期转换开关。

并网成功后在励磁调节柜观察发电机参数。若发电机无功功率显示为负，则应继续增磁使无功功率显示为正。通知汽机可带负荷，汽机在升负荷过程中，电气运行人员操作增减磁，调整无功功率，控制功率因数为 0.85～0.95，待汽机负荷稳定后，"置位投/退"转换开关切至"退位置"，"主控/就地"转换开关切至"主控"。

发电机并网操作要求严格遵守规程，密切关注各项参数的变化，以确保并网成功和设备稳定运行。在操作过程中，电气运行人员需要保持高度的警惕和专注，确保操作的准确性和安全性。同时也需要在实践中不断总结经验，提高操作技能和应对突发情况的能力，为垃圾焚烧发电厂的稳定运行提供有力保障。

2.5.1.5 典型渗滤液处理站控制与调节

渗滤液的无害化处理是垃圾处理的关键环节之一。渗滤液是一种高浓度的有机废水，产自垃圾收集、运输、储存过程。由于渗滤液中含有大量的有害物质（如重金属、有机污染物等），如果未经处理直接排放，将对环境和人类健康造成严重威胁。因此，建设渗滤液处理站，采用科学有效的处理技术，确保渗滤液达到排放标准，对于保护环境、促进可持续发展具有重要意义。外置式超滤膜（MBR）在渗滤液处理站中具有重要的作用和意义，是保证出水水质、稳定性和经济效益的关键环节。外置式 MBR 在线自动化学清洗流程见示例 2-19。

【示例 2-19】

外置式 MBR 在线自动化学清洗流程

（1）将清洗罐放满清水。

（2）1# 超滤控制柜上所有开到中控状态。

（3）在超滤面板控制柜上将1#超滤界面切出，并将1#超滤开关旋转至自动状态，在界面上点自动，此时界面显示系统就绪，然后点动清水冲洗，系统将自动冲洗膜系统定期对UF进行化学清洗，养成良好的用膜习惯。根据产水通量，确定化学清洗周期，化学清洗分为碱洗和酸洗，将手自动操作旋钮开关选择在手动状态（所有阀门处于关闭状态）。

（4）自动化学清洗。

1）碱洗

关闭硝化液循环系统，即1#超滤进水泵和V103、V108；

将1#超滤控制柜开关全部开至中控状态；

将清洗罐放满工业水；

开启和清洗泵并不断向清洗罐添加片碱，观察pH计显示数据为2～3；

关闭清洗泵和V109气动阀门，并将其开至中控状态；

在面板位置将1#超滤系统点出来，并将切换开关开至自动状态；

点击1#线面板的自动按钮，此时将会出现系统就绪字样，然后点击化学清洗，此时1#超滤将开启化学清洗的自动模式清洗结束后，将清洗罐中的碱液放掉，放清水至清洗罐，使用清水冲洗自动模式对膜管内的碱液进行冲洗。

2）酸洗自动模式与碱洗自动模式操作相同，区别在于酸液的配制，pH控制在2～3，酸洗结束后仍然需要清水冲洗。

3）记录所有运行参数与清洗前的数据，进行比较，评定清洗效果。

2.5.2　典型环境卫生设施和设备定期切换与试验

环境卫生设施和设备在维护城市环境卫生、保障人民健康方面发挥着重要作用。然而，这些设施和设备在长时间的使用过程中可能会出现磨损、老化等问题，导致设备故障，影响设施的正常运行。因此，定期切换与试验环境卫生设施和设备至关重要。通过定期切换设备，可以避免设备过度使用，保证设备的正常运行和使用寿命。而定期的试验则有助于及时发现设备的潜在问题，提高设备的可靠性和稳定性。此外，定期切换和试验还有助于促进设备的更新与维护，适应生产和业务的发展需求，进一步保证生产的连续性和稳定性。同时，也有助于提升环境卫生质量，为人们提供更好的生活和工作环境。

2.5.2.1　典型垃圾焚烧锅炉定期切换与试验

为使垃圾焚烧锅炉稳定运行，维持其中水循环、保证蒸汽品质、提高燃烧效率，给水泵发挥着不可或缺的作用。此外，给水泵在锅炉运行中起到安全阀的作用，能够防止锅炉因缺水而导致的过热或干烧。给水泵通过精确控制给水量，保证锅炉水位正常，从而保障锅炉的安全运行。给水泵定期切换流程见示例2-20。

【示例2-20】

给水泵定期切换流程

（1）启动前的检查

1）设备检修后，运行人员应了解设备、检修和异动情况，并实地检查检修工作已全部结束，设备附近清扫干净，工作票注销，有关系统已复役；

2）确定所有仪表、监测装置齐全，仪表一次门开足；

3）检查各阀门位置正常；

4）得到值长启动命令；

5）联系电工检查电气设备；

6）搬动联轴器，应灵活、无卡涩，各部件齐全不松动，联轴器间隙在4 mm左右；

7）轴承润滑油在中线位置，无乳化现象；

8）开启给水泵进口阀和冷却密封水阀；

9）开启再循环阀；

10）给水泵变频器设定在5%。

（2）启动备用泵

1）按启动按钮，逐步提高变频至90%，水泵工作正常；

2）检查电机，水泵声音是否正常；

3）电流正常，振动<0.05 mm；

4）冷却密封水不应中断，盘根有少许水流出；

5）轴承温度<65℃；

6）水泵正常后逐渐开启出口电动阀送水；

7）逐渐关闭再循环阀；

8）送水完毕汇报值长。

（3）停运行泵

1）得到值长命令后；

2）缓慢减小变频器到5%，按停泵按钮；

3）关闭出口电动阀；

4）待泵完全停止后关闭进口电动阀，关闭冷却水；

5）停泵完毕汇报值长。

2.5.2.2 典型汽轮机定期切换与试验

汽轮机定期更换是保证垃圾焚烧发电效率、确保安全运行、促进技术创新和降低运营成本的重要手段。其中，汽轮机辅助油泵对于确保设备润滑效果、防止设备故障、促进设备升级等方面具有重要的意义。因此，在发电厂的日常维护和保养中，应重视辅助油泵的定期检查和更换工作，确保其始终处于良好的工作状态，为汽轮机的稳定运行提供保障。典型汽轮机辅助油泵定期切换见示例 2-21。

【示例 2-21】

典型汽轮机辅助油泵定期切换

（1）启动前的准备

1）联系电气人员检查设备；

2）搬动联轴器应灵活、无卡涩，轴承油位正常；

3）全开进出口阀，联锁开关在断开位置；

4）开启油泵冷却水阀。

（2）启动

1）按启动按钮、待泵正常后；

2）检查电机、油泵声音是否正常；

3）电流应正常，振动<0.05 mm；

4）电机温度<70℃，出口压力为 0.85 MPa；

5）将联锁开关投入联动位置。

（3）停泵

1）当机组转速达到 3 000 r/min 或高压油>1.9 MPa 时，电动高压辅助油泵自动停止运行；

2）当机组转速达到 3 000 r/min 或高压油>1.9 MPa 时，电动高压辅助油泵未自动停止运行，应人为停泵；

3）当高压油<0.65 MPa 时，电动高压辅助油泵应自启动；

4）当润滑油压<0.13 MPa 时，交流辅助油泵应自启动；

5）当润滑油压<0.08 MPa 时，交流辅助油泵不能自启动时，事故油泵应自启动。

2.5.2.3 典型电气设备定期切换与试验

以柴油发电机为例，其本身是一种电气设备，通过产生动力来发电，为各种设备和设施提供电力。因此，柴油发电机是保证电力供应稳定和可靠的关键设备之一。同时，柴油发电机也需要电气设备来控制和管理其运行，如通过控制系统来调节发电机的输出电压和频率，以满足不同设备和设施的电力需求。典型柴油发电机试验步骤见示例2-22。

【示例2-22】

典型柴油发电机试验步骤

柴油发电机试验每月28日执行一次。试验步骤如下：

（1）检查柴油发电机各系统是否正常；电压等级是否合格；蓄电池电压是否在规定范围内；油位、油温是否正常；柴油发电机是否处于备用状态等。

（2）检查各系统一切正常后，断开柴油发电机出口断路器QF1。

（3）确定QF1断开后，将柴油发电机由自动切换至手动位置，并手动启用柴油发电机。

（4）柴油发电机启运后，观察各参数是否正常；出口电压等级是否合格；电流、负荷是否正常；蓄电池电压是否在规定范围内；油位、油温是否正常并运行30 min。

（5）运行30 min一切正常后，手动停运柴油发电机。

（6）合上断开柴油发电机出口断路器QF1。

（7）将柴油发电机切换至自动位置。

2.5.3 典型环境卫生设施和设备事故处理

加强环境卫生设施和设备事故处理工作具有重要意义。环境卫生设施和设备是城市基础设施的重要组成部分，其正常运行对于城市的可持续发展至关重要。通过及时处理设施和设备事故，可以保障城市基础设施的稳定运行。

2.5.3.1 典型垃圾焚烧锅炉事故处理

垃圾焚烧锅炉事故有多种类型，包括满水事故、缺水事故、锅炉爆管、过热器和省煤器管爆漏、燃烧室结焦、炉墙损坏、炉膛爆炸等。这些事故的原因和影响各不相同，但都可能导致设备损坏、环境污染和人员伤亡等严重后果。锅炉缺水事故处理见示例2-23。

【示例 2-23 】

锅炉缺水事故处理

（1）锅炉缺水时的现象

1）汽包水位低于正常水位；

2）远程水位显示装置指示负值增大；

3）水位警报器鸣叫，低水位信号灯亮报警；

4）过热蒸汽温度升高；

5）给水流量不正常地小于蒸汽流量（炉管破裂时则相反）。

（2）锅炉缺水的原因

1）运行人员疏忽大意，对水位监视不严，加负荷时或排污时调整给水不及时或发生误操作；

2）给水调节机构失灵或卡涩，引起运行人员误操作；

3）水位计失灵或给水流量计不准确，使运行人员发生误判断误处理；

4）锅炉承压部件漏水，未及时减负荷和增大给水量；

5）给水泵故障使锅炉给水压力过低，未及时采取有效措施处理；

6）其他炉进水过大，未及时发现，造成本炉进水减少。

（3）锅炉缺水的处理

水位不明时严禁向锅炉进水，按事故停炉操作。

（4）当锅炉汽压及给水压力正常，而汽包水位降到 -75 mm 时，应采取下列措施

1）验证远程水位显示装置的指示正确性，如对其有怀疑时，应与汽包水位计对照，必要时还应冲洗水位计。

2）若因给水自动调整器失灵而影响水位降低时，应将自动切换为手动，并手动开大调整阀，增加给水。

3）如用调整阀不能增加给水时，则应投入旁路给水管道，增加给水。

4）当给水压力下降时，应采取增开给水泵或换泵等方法，立即提高给水压力。如果给水压力迟迟不能恢复，且使汽包水位降低时，应降低锅炉蒸发量，维持水位。

5）经上述处理后，汽包水位仍下降，降至 -100 mm 时，除应继续增加给水外，尚需关闭所有的排污阀及放水阀。

（5）如汽包水位继续下降，且在汽包水位计中消失 3 min 以上时，须按紧急停炉处理，并采取以下措施

1）汇报值长，关闭给水门，并炉运行时关闭主汽门；

2）施用叫水法检查水位；

3）如能叫出水，可缓慢给水，关闭省煤器再循环门，待水位恢复正常后重新启动，如叫不出水，则应严密关闭所有上水门，严禁向炉内上水，并进行详细检查，其再次上水的时间由工程师决定。

2.5.3.2　典型汽轮机事故处理

常见的汽轮机事故包括汽轮机轴向位移增大、汽轮机叶片断裂、汽轮机严重超速、汽轮机水冲击、汽轮机热弯曲、气缸膨胀受阻、汽轮机进水等。汽轮机真空急剧下降事故处理见示例 2-24。

【示例 2-24】

汽轮机真空急剧下降事故处理

（1）真空急剧下降的原因

1）循环水中断或水量突减，系统阀门误动作。厂用电中断、循环水泵跳闸或循环水管破裂均能导致循环水中断。

2）真空泵工作失常。真空泵故障且备用泵未正常启动或分离水箱水位降低真空泵进水中断，都将使真空泵工作故障。

3）凝汽器满水。

4）轴封供气中断。

5）真空系统大量漏气。

（2）真空急剧下降的处理

1）循环水泵跳闸，应立即关闭其出口门，防止其倒转。若非全厂用电全停，应立即启动备用泵，如无备用泵，在确保跳闸泵不倒转的情况下，可强启一次跳闸泵。若启动均不成功，应迅速减负荷到 0，打闸停机。

2）凝汽器满水的处理方法是立即开启备用凝结水泵，必要时可将凝结水快速释放，直到水位恢复正常。

3）如果是凝汽器铜管泄漏，应停止泄漏的半侧凝汽器。

4）如为凝结水泵故障，可及时启动备用泵，保证机组正常运行。

5）轴封供汽中断可迅速提高供汽压力，开大轴封调整门。

2.5.3.3 典型电气设备系统事故处理

焚烧厂电气设备系统可能出现主变压器、断路器与开关遮断容量不足、雷击过电压、短路或接地引起的触电、开关柜闭锁缺乏引起的误操作等问题。循环水变故障及高/低压侧断路器跳闸事故处理见示例2-25。

【示例2-25】

循环水变故障及高/低压侧断路器跳闸事故处理

当发现盘上发出报警，显示1#循变高、低压侧断路器跳开，400 V Ⅰ～Ⅱ段母联断路器开关合闸时，电气人员立即将此情况汇报值长并通知化水人员。电气人员立即前往循环水配电室观察情况，并将400 V Ⅰ～Ⅱ循环水母联柜上的备自投闭锁选择开关打到"投"位，并确认；切除1#循环水变低压侧开关柜备自投分、合闸压板，并确认；切除2#循环水变低压侧开关柜备自投分、合闸压板，并确认。切除400 V Ⅰ～Ⅱ段母联开关柜备自投分、合闸压板，并确认；投上1#循环水变低压侧开关柜电源闭锁连接压板，并确认；投上2#循环水变低压侧开关柜电源闭锁连接压板，并确认；投上400 V Ⅰ～Ⅱ段母联开关柜电源闭锁连接压板，并确认。

将1#循环水变高、低压侧断路器由"工作"位置摇至"试验"位置，并确认；防止因突然来电而可能变压器故障所造成的非同期合闸。待故障查明并解决后再重新恢复送电。

2.5.3.4 典型渗滤液处理系统事故处理

渗滤液处理系统事故包括渗滤液处理设备故障、渗滤液泄漏事故、化学药品误投事故、生物安全事故等（如机械故障、电气故障或控制系统故障等）；渗滤液处理系统各种管道、阀门和连接出现泄漏；渗滤液处理过程中错误投放化学药品或过量投放；未消除或防控有害的微生物等。渗滤液处理系统停电事故处理见示例2-26。

【示例2-26】

渗滤液处理站停电异常事故处理

（1）当发生停电时现场处理原则：

1）将现场设备退出运行状态；

2）如无法送电，则通知现场负责人，减少管路中污水的流入量；

3）来电后，按操作规程及时开启设备，恢复运行。

（2）设备停止注意事项

渗滤液处理站运行人员接到值长计划停电指令后需在 1 h 内将设备有计划地安全停下来。计划停电设备的停止应遵循以下主要原则：先停生化系统，后停膜系统；先停离心机、循环泵等大型转机设备，其次停风机，最后停搅拌器。膜设备需冲洗后停机，否则会造成膜管堵塞。系统全停后应加强巡检，重点检查 UBF 厌氧池、中间池、沼气风机和火炬区域。

设备的停止顺序：

按操作规程顺序停止 UBF 进水泵、UBF 循环泵、消泡回流泵、曝气风机、超滤进水泵、超滤手动冲洗、超滤冷却循环、ST 自动冲洗、二级 RO、潜水搅拌器、除臭风机、循环冷却塔风扇、循环泵、沼气风机。

（3）来电设备启动注意事项

启动沼气风机时需现场确认火炬是否正常燃烧，出现异常及时联系专工值长；有冷却水的转机设备启动前需先起冷却循环泵；加强巡检现场确认设备是否正常运转。设备启动顺序：

按操作规程启动沼气风机、除臭风机、冷却循环泵及冷却风扇、曝气风机、消泡泵、UBF 循环泵、UBF 进水泵、潜水搅拌器、超滤进水泵、膜系统。

2.6　环境卫生设施和设备维护保养

2.6.1　环境卫生设施和设备润滑

环境卫生设施和设备是生产的载体，良好的设备运行取决于良好的设备润滑。设备润滑管理是设备技术管理的重要组成部分，润滑是设备安全运行的必要条件，也是设备维护保养工作的一项重要内容。做好设备润滑工作，是保证设备正常运转、减少设备磨损、防止和减少设备事故、降低动力能源消耗、延长设备运转周期和使用寿命的有效措施。设备润滑管理实行"二洁""三过滤""五定"原则。

2.6.1.1　加油工具清洁与加油部位清洁

加油工具清洁、加油部位清洁被称为设备的"二洁"，目的是防止灰尘或杂物污染润滑系统，从而导致设备摩擦损坏或者快速磨损。加换润滑油的器具必须清洁，不能被污染，以免污染设备内部润滑部位。加油口和加油部位必须清洁，不能有脏污，以免污染物带入设备内部，影响甚至破坏润滑效果。例如，垃圾焚烧发电厂的渗滤液处理柱塞泵，如果加油工具与加油部位不清洁，会使灰尘进入油缸与润滑油相混合，导致油品受到污染。一方面妨碍机械润滑，另一方面在曲轴高速运转时灰尘与转动曲轴摩擦产生高温，轻则导致曲轴箱油封、水封因高温损坏故障停机，严重时可能会导致曲轴箱破裂设备因振动大而带来设备损坏或人员伤害事故。

2.6.1.2　油品入库过滤、发放过滤及加油过滤

油品"三过滤"即油品入库过滤、发放过滤和加油过滤，是为了减少油液中的杂质含量，防止尘屑等杂质随油进入设备而采取的净化措施，能保证油品质量并增加设备工作效率和使用寿命。入库过滤即油液（散装油）经运输入库和经泵入油罐储存时要进行过滤。发放过滤即油液（散装油）发放注入润滑容器时要经过过滤。加油过滤即油液加入设备贮油部位时要经过过滤。

由于油品混含杂质，极易造成油泵的损坏和"油路"的堵塞，使得润滑点无法正常润滑；并且部分油品成分复杂，包含水、酸、碱、甲醛等，对油泵及管路的腐蚀比较严重，如含水分的油，不仅会加速油的氧化和胶化，在低温状况下还会结冰堵塞管道，当与温度高于100℃的金属零件接触时会形成蒸汽破坏油膜。

2.6.1.3　润滑"五定"

设备的润滑"五定"管理工作是设备维修工作中的一个重要组成部分，严格执行润滑"五定"、做好润滑工作与合理使用润滑油脂，是保证设备正常运转、防止事故发生、减少机器磨损、延长使用寿命、提高设备的生产效率和工作精度的一项有效措施。设备润滑"五定"即定点、定质、定量、定时（定期）、定人，是设备润滑管理的核心。

定点：明确每台设备的润滑点，是设备润滑管理的基本要求。定点工作要做到：

①在设备的润滑点附近1 cm处张贴润滑标识；

②设备按润滑图标规定的部位和润滑点加、换润滑剂；

③设备的操作人员、润滑人员应熟悉有关设备的润滑部位和润滑点。

定质：确保润滑材料的品种和质量，是保证设备润滑的前提。要根据润滑标识或润滑图表的要求加、换润滑材料。定质工作要做到：

①必须按照润滑标识或图表规定的润滑剂种类和牌号加、换润滑材料；

②加、换润滑材料时必须使用清洁的器具，以防污染；

③对润滑油实行"三过滤"的规定，保证油质洁净度。

定时（定期）：按润滑标识和图表所规定的加、换油时间进行，对大型的油池按

周期取样检验。定时工作的要求是：

①设备工作之前操作人员必须按润滑要求检查设备润滑系统，对需要日常加油的润滑点加注润滑材料；

②设备的加、换油要按规定时间检查和补充，按计划清洗换油；

③大型油池要按时间制订取样检验计划；

④重要设备按监测周期对油液取样分析。

定量：按规定的数量注油、补油或清洗换油。定量工作的要求是：

①日常加油点要按照注油定额合理注油，既要做到保证润滑，又要避免浪费；

②按油池油位和油量的要求补充；

③换油要按油池容量，循环系统要开机运行，确认油位不再下降后补充至油位。

定人：按润滑图表的规定，明确操作人员、维修人员对设备日常加油、添油和清洗换油，每台设备要有专人负责，建立明确的、分工负责的润滑工作责任制。定人工作的要求是：

①当班操作人员负责对设备润滑系统进行日常检查，确认润滑正常后方能操作设备；

②操作人员负责对润滑油池的油位进行检查，不足时及时补充；

③维护人员负责，操作人员参加，对设备油池按计划清洗换油；

④维修人员负责对设备润滑系统进行定期检查，并负责治理漏油；

⑤维修人员负责对电动机轴承部位的润滑进行定期检查，并及时更换润滑脂。

2.6.2　日常维护保养

2.6.2.1　外观检查

日常维护保养是指设备操作及维护人员在班前对设备进行外观检查。在班中规范操作设备并定期巡视记录运行参数，注意运行中的异响、振动、异味、过载等现象，发现任何异常应及时处理。在班后对设备做好清洁工作。以压缩机为例，检查压缩油缸各法兰连接螺栓、机架各连接螺栓有无松动现象，转动销轴、滑块是否需加注油脂，运动灵活，行程开关断 / 合是否可靠，位置是否准确，滑块与立柱间隙是否均匀，液压系统各元件安装是否正确，管路接头处是否有泄漏现象等。检查设备、材料的标识、封印，备品和备件是否完整无缺，对检查不符合要求的设施设备，及时进行维护处理。

2.6.2.2　设备清洁

设备清洁是指保持设备内外整洁，要求各滑动面、齿条、齿轮箱、油孔等处无油污,各部位不漏油和不漏气,设备周围的切屑、杂物和脏物要清扫干净。工具、附件和工件要放置整齐,管道和线路要有条理。设备清洁标准要求设备本体、附属设备及周围平台表面无积灰、无锈蚀、无油垢也无杂物堆积,各类仪表和标尺可清晰读数。设备润滑良好,五定到位,无跑、冒、滴、漏现象。备品备件定置摆放,好坏分开,码放整齐,分区存放,备件润滑良好,保存完整,物见本色。操作人员对设备清洁实施负责,检查员负责监督检查。设备清洁示意见图2-4。

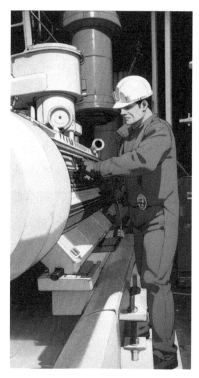

图2-4 设备清洁示意

2.6.3 定期维护保养

为确保设备经常处于良好状态,减少设备在大、小修检修间隔内发生缺陷,延长设备使用寿命,促进企业安全、经济和文明生产,需要对环境卫生设施设备定期维护保养。定期维护保养指主要设备不停运以及辅助设备利用工作空隙、设备备用状态或不影响使用的情况下所进行的维护、保养、试验、注油、检查等工作。各级设备管理人员和运行、检修工作除应做好设备的计划检修外,必须做好设备的定期维护、保养工作。维护保养与计划检修一样,是设备管理工作的一个重要方面,是保证设备良好运行状态以及预防设备事故发生的重要手段。

2.6.3.1 设备紧固

设备紧固是指将各机件按要求牢固地连接在一起,使之工作可靠、密封良好。由于设备在运行中颠簸、振动以及机件的热胀冷缩等原因,会使各连接件的紧固程度发生变化,以致出现松脱现象,因此紧固是运行维护中的一项重要工作。在日常运行维护中,应按规定的作业范围,将设备各部螺栓、螺母及所配用的平垫圈、弹簧垫圈、锁止垫圈、开口销、垫片、金属锁线等按规定规格和数量装配齐全。凡规定紧度的螺栓及螺母,均应按规定扭矩,使用扭力扳手旋紧。其他螺栓及螺母也应使用相同尺寸规格的扳手或专用扳手旋紧。主要螺栓的螺纹,紧固后均应高出螺母端面1~3扣,一般螺栓的螺纹应不低于螺母的端面。螺母螺纹损坏两扣以上或磨损严重和配合松旷时应予更换。设备主要零件的螺纹和螺杆,如有变形或拉长和螺纹断扣滑丝应予以更换。

2.6.3.2　设备调整

设备调整的目的是使设备能够在最佳状态下工作，提高设备的精度和效率，增强设备的可靠性和稳定性，主要包括机械、电气、液压、控制系统及安全装置等的调整。

（1）机械部分的调整：对设备的机械部分进行检查和调整，包括传动系统、轴承、齿轮等，确保机械部分运转正常，无异响和卡滞等现象。

（2）电气部分的调整：对设备的电气部分进行检查和调整，包括电机、传感器、断路器等，如定期进行断路器接线端子调整，确保电气部分工作正常，无过热和异常声响等现象。电气断路器开关见图 2-5。

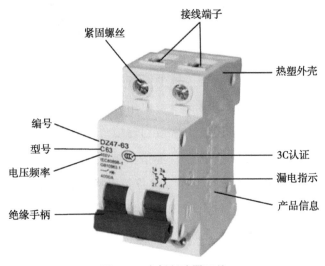

图 2-5　电气断路器开关

（3）液压部分的调整：对设备的液压部分进行检查和调整，包括油泵、油缸、阀门等，确保液压系统工作正常，无漏油和油温过高等现象。例如，对油缸进行调整，确保油缸动作顺畅、无卡滞现象。检查油缸的活塞杆、导向套和密封件等部位，如有磨损或损坏，及时进行更换。

（4）控制系统的调整：对设备的控制系统进行检查和调整，包括可编程逻辑控制器（PLC）、变频器等，确保控制系统工作正常，能够按照预设程序控制设备的运行。例如，根据设备运行情况和工艺要求，对 PLC 程序进行更新和优化，确保 PLC 程序能够控制设备的正常运行，并能够实现所需的自动化控制功能。

（5）安全装置的调整：对设备的安全装置进行检查和调整，确保安全装置工作正常，能够及时发现异常情况并采取相应措施。例如，对设备周围的安全防护装置（包括防护栏、安全罩、警示标识等）进行检查，确保其完好、有效，如有损坏或失效，及时进行修复或更换。

通过定期的设备调整维护保养，可以及时发现并解决设备存在的问题，延长设备的使用寿命，提高设备的运行效率和稳定性。同时，也有助于降低设备的维修和生产成本，提高企业的经济效益和市场竞争力。

2.6.3.3 设备防腐

环境卫生设施的机械是不可或缺的组成部分，但设备腐蚀一直是阻碍装置正常运行的重要因素。腐蚀是材料在环境的作用下引起的破坏或变质。金属和合金的腐蚀主要是由于化学或电化学作用引起的破坏，有时还伴有机械、物理或生物作用。全面腐蚀较均匀地发生在设备表面，而局部腐蚀只发生在局部，包含了许多的形态，如孔蚀、缝隙腐蚀、晶间腐蚀、应力腐蚀破裂、腐蚀疲劳、氢腐蚀破裂、磨损腐蚀、脱层腐蚀等。

控制环境卫生设施腐蚀的典型方法如下。

（1）正确选材和设计

材料的品种很多，不同材料在不同环境中有不同的腐蚀速度，有些材料腐蚀率很高，有些材料腐蚀率较低。选材者对某一特定环境选择腐蚀率低、价格较低、物理力学性能等适合设计要求的材料，例如不锈钢、玻璃钢等，是控制环境卫生设施腐蚀的简便且行之有效的方法。

（2）调整环境

如果能消除环境中引起腐蚀的各种因素，腐蚀就会中止或减缓。虽然多数环境因素是无法控制的，但是有些局部环境可以调整。例如，锅炉进水先去氧，可以保护锅炉管免遭腐蚀；将进入密闭仓库的空气除去水分，可避免储存的金属部件生锈。

（3）表面处理

在金属接触环境之前先用钝化剂或成膜剂（铬酸盐、磷酸盐、碱、硝酸盐和亚硝酸盐混合液等）处理，表面生成稳定且密实的钝化膜，将增加金属耐蚀性。例如，在钢铁底层上可用一层薄且耐腐蚀的金属保护，常用的方法是电镀。如果用廉价金属锌、镉等做镀层，孔内裸露的钢为阴极，锌或镉镀层为阳极。锌和镉作为牺牲阳极，使钢得到阴极保护，在缓和的腐蚀环境中，锌的腐蚀慢，可以保持较长寿命。

（4）涂层

用有机涂料保护大气中的金属结构，是应用最广的防腐手段。市售的各类油漆及清漆都属这一类，主要由合成树脂、植物油、橡胶浆液、溶剂、助干剂、颜料、填料等配制而成。涂料覆盖在金属面上，干后形成多孔薄膜，虽然不能使金属与介质完全隔绝，但可以增大介质通过微孔的扩散阻力和溶液电阻，使腐蚀电流下降。

涂料的施工程序包括：首先是表面处理，表面的锈垢、油污等要用喷砂、喷丸和火焰清除等方法彻底除净；其次是选用底漆，一般加入红丹、铅铬酸锌和锌粉等缓蚀剂，当微孔中渗入介质后可起缓蚀作用；最后是面漆，除了耐蚀外，美观也是重要目的，一般要涂几层面漆，使微孔尽量减少。设备防腐刷漆示意见图 2-6。

（5）衬里

衬里一般为整片材料，适用于和强腐蚀介质接触的设备内部，如盐酸和稀硫酸的储罐用橡胶或塑料衬里。耐酸砖也广泛用于衬里，它耐强酸，耐火砖衬里则可起隔热作用。

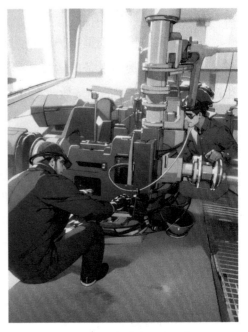

图 2-6　设备防腐刷漆示意

2.7　体系认证及标准化

2.7.1　体系认证

管理体系认证是环境卫生设施运行管理系统的一个分支，企业建立符合相应标准的管理体系并运行一定时间后，方可由第三方认证机构开展认证。

QES（Quality，Environment，Safety）管理体系是质量管理体系、环境管理体系和职业健康安全管理体系的总称，又叫作"三标一体"认证，将质量管理体系、环境管理体系、职业健康安全管理体系的方针和目标统一化，管理职能一体化，体系文件一体化，过程控制协调化，绩效监控同步化，持续改进综合化。"三标一体"化认证并非三个管理体系的简单叠加，而是有机融合，整合通用条款，发挥各自特征，达到提升管理效率、节约认证费用等效果。

2.7.1.1　QES 管理体系认证的作用和意义

环境卫生设施运行企业推行 QES 管理体系的作用和意义主要有以下几方面。

（1）优化企业管理流程：通过标准化的流程和规范化的操作方法，提高企业管理效率，降低企业成本和质量事故风险。

（2）提高产品质量：企业通过制定严格的质量标准和检验程序，确保产品符合国家标准和顾客要求，提高产品质量，增强产品竞争力。

（3）提高顾客满意度：关注顾客的需求和反馈，从顾客的角度制定质量标准和服务标准，提高顾客满意度，增强顾客忠诚度。

（4）强化企业品牌形象：保证产品和服务的稳定性和一致性，提高企业品牌形象，增强产品市场竞争力。

（5）提高职工素质：保证职工具备专业技能和知识，培养职工的质量意识和服务意识，提高职工素质和工作效率。

（6）促进企业的可持续发展：QES 质量管理系统需要持续改进，要求企业不断完善管理系统，持续改进产品和服务质量，从而促进企业的可持续发展。

2.7.1.2　QES 管理体系认证流程和标准

QES 管理体系认证的流程通常包括以下步骤：

（1）认证申请：组织向认证机构提交认证申请，并提供相关文件和信息，包括 QES 管理体系文件、组织概况、产品、服务描述等。

（2）认证评审：认证机构对组织的 QES 管理体系进行评审，包括文件评审和现场评审。

（3）认证批准：如果组织的 QES 管理体系符合 ISO 9000、ISO 14001 和 OHSAS 18001 三体系标准的要求，认证机构将批准其认证申请，并向其颁发质量及环境和安全管理体系认证证书。QES 三体系认证证书见图 2-7。

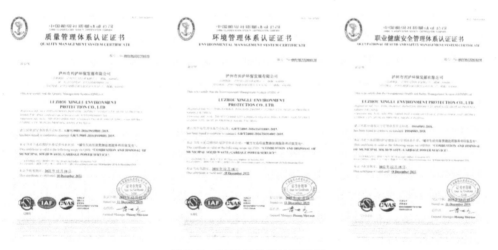

图 2-7　QES 三体系认证证书

（4）认证维护：组织通过 QES 管理体系认证后，需要定期进行内部审核和外部审核，以确保其质量管理体系的持续有效性和适用性。

2.7.2　等级评定

等级评定包括政府部门等级评定、行业协会等级评定和公司等级评定等，表示各组织对工作结果、服务能力等方面的认可程度。等级评定具有引导工作方向、促进工作改进、鼓励企业积极对标等优点。环境卫生设施行业主要涉及的等级评定主要有相关部门牵头组织的环境信用评价，住建部牵头组织的焚烧厂无害化等级评价，中国城市环境卫生协会组织的环境卫生设施处理运营服务能力等级评定等。以焚烧厂无害化等级评价为例，根据《生活垃圾焚烧厂评价标准》（CJJ/T 137—2019）的要求，焚烧厂评价等级可分为5个级别，即AAA级、AA级、A级、B级和C级。AAA级焚烧厂为达到了无害化处理，处于国内领先水平；AA级焚烧厂为达到了无害化处理，处于国内较高水平；A级焚烧厂为达到了无害化处理；B级焚烧厂为基本达到了无害化处理，尚需改善提高；C级焚烧厂为未达到无害化处理。焚烧厂综合评价等级划分及分值要求见表2-13。

表 2-13　焚烧厂综合评价等级划分及分值要求

等级划分	综合评价分值	关键分项（子项）最小分值				
		1-3-3	1-5	2-4-4	2-5	2-10-2
AAA 级	M＞95	6	19.5	9.9	21	4
AA 级	90＜M≤95	6	19	9.7	20	3.5
A 级	85＜M≤90	6	—	—	—	—
B 级	75＜M≤85	—	—	—	—	—
C 级	M≤75	—	—	—	—	—

2.7.3　安全生产标准化创建

根据《企业安全生产标准化基本规范》（GB/T 33000—2016），安全生产标准化是指通过建立安全生产责任制，制定安全和操作规程，排查治理隐患和监控重大危险源，建立预防机制，规范生产行为，使各生产环节符合有关安全生产法律法规和标准规范的要求，人、机、物、环处于良好的生产状态，并持续改进，不断加强企业安全生产规范化建设。安全生产标准化的目的是提高企业安全管理水平，实现企业安全管理标准化、员工作业行为标准化、生产条件标准化和作业环境标准化，有效防止事故的发生。安全生产标准化是落实企业安全生产主体责任的必要途径，强化企业安全生产基础工作的长效制度，实施安全生产分类指导和分级监管的重要依据，有效防范事故发生的重要手段。安全生产标准有基础标准、管理标准、技术标准、方法标准和产品标准等五类。安全生产标准化分为三级：一级，安全质量标准化考核得分不少于 900 分；二级，安全质量标准化考核得分为 750~900 分；三级，安全质量标准化考核得分为 600~750 分。

安全生产标准化体现了"安全第一、预防为主、综合治理"的方针和"以人为本"的科学发展观，强调企业安全生产工作的规范化、科学化、系统化和法治化，强化风险管理和过程控制，注重绩效管理和持续改进，符合安全管理的基本规律。

安全生产标准化的创建和运行是一项系统工程，需要环境卫生设施运行企业各个层面、部门和员工共同努力。建立过程包括初始评审、策划、培训、实施与运行、自评、改进、提高等阶段。初始评审阶段应对企业安全管理现状进行初始评估，依据法律法规及危险企业安全标准化规范要求，了解企业安全管理现状、业务流程、组织机构等基本管理信息，发现差距。策划阶段应根据初始评审的结果及相关法律法规的要求，确定建立安全标准化的方案、资源配置、进度、分工等，进行风险分析，识别和获取适用的安全生产法律法规、标准及其他要求，完善安全生产规章制度、安全操作规程、台账、档案、记录等，确定企业安全生产方针和目标。培训阶段应对全体从业人员进行安全标准化相关内容培训。实施与运行阶段应根据策划结果，落实安全标准化的各项要求。自评阶段应对安全标准化的实施情况进行检查和评价，发现问题，找出差距，并提出完善措施。改进与提高阶段应根据自评的结果，改进安全标准化管理，不断提高安全标准化实施水平和安全绩效。最后的考评阶段，企业根据自评结果，提出考评申请，由安全标准化考核机构进行达标考评。安全标准化系统建立和实施工作流程如图 2-8 所示。

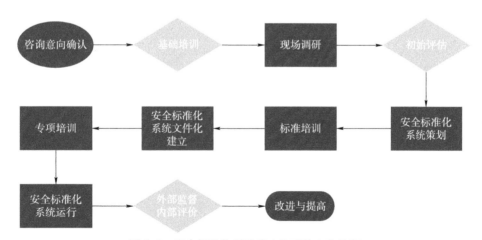

图 2-8 安全标准化系统建立和实施工作流程

2.8　资料管理

2.8.1　信息化运行记录

信息化运行记录包含资料的线上和线下管理，包括做好线上的电子档资料的保存和归档，做好日常纸质的运行日志归档管理等。各环节资料信息化一体协同，可以帮助企业优化管理流程，提高工作效率，同时可以降低成本，减少流通环节的出错率，是企业发展道路上不可或缺的环节。垃圾焚烧发电厂信息化运行记录见示例2-27。

【示例2-27】

垃圾焚烧发电厂信息化运行记录

（1）信息化记录系统组成

垃圾焚烧发电厂信息化运行记录管理系统主要包括以下功能模块：

1）仪器设备管理：对焚烧设备、废气监测设备等进行编号管理，建立设备台账，实现设备的追溯和维护。

2）废气排放监测：记录废气排放的监测数据，包括排放浓度、排放时间等信息，确保符合环保标准。

3）垃圾处理量统计：记录每日、每月的垃圾处理量，通过系统自动统计，方便管理人员实时了解垃圾处理情况。

4）运行记录管理：记录焚烧设备的运行情况，包括启停时间、温度、压力等参数，为设备维护提供参考。

5）事件记录：记录异常事件、事故等发生的时间、原因和处理过程，用于事故分析和改进管理。

6）实时监控：通过系统实时监控焚烧设备、废气排放情况，提高对生产过程的掌控能力。

（2）主要环节

1）分组编号设定：为每个垃圾焚烧设备和监测设备分配唯一的编号，建立编号与设备信息的关联。

2）设备分组：根据垃圾焚烧设备的类型和功能，进行设备分组管理，方便统一管理和维护。

3）废气排放监测：实时记录废气排放监测数据，确保环保合规，提高排放监测的精度。

4）垃圾处理量统计：通过系统对垃圾处理量进行自动统计，减少人工干预，提高准确性。

5）运行记录管理：记录焚烧设备的运行情况，包括设备启停时间、温度、压力等参数，为设备运维提供数据支持。

6）事件记录：及时记录异常事件、事故发生的时间、原因和处理措施，形成完整的事件记录。

（3）实施条件

1）数据采集终端：垃圾焚烧发电厂工作人员可以使用智能手机、平板电脑等移动设备作为数据采集终端，方便信息记录和上传。

2）企业厂区网络：垃圾焚烧发电厂需要建立稳定的厂区网络，以确保信息的及时传递和共享。

3）软件平台：建设垃圾焚烧发电厂信息化运行记录管理系统，采用 B/S 结构，方便不同类型的终端访问。

4）配套制度：建立与信息化运行记录管理系统相适应的管理制度，规范人员操作，确保系统正常运行。

2.8.2　运行日志、日报及统计报表

运行日志、日报及统计报表是环境卫生设施企业在生产管理过程中用于目标达成的数据收集与统计分析等的过程记录。这些记录表可以帮助生产管理人员实现对生产过程的各环节执行情况进行有效监督与控制；在生产出现异常、产品或服务发生质量问题和客户进行投诉时，都可以通过日报逆向追根溯源，挖出根源所在；它还能及时反映物料、产品数据与质量的变化情况及变化趋势；为生产计划调整或安排以及质量分析提供翔实的数据支持；同时，它可对不同班次、生产线、产品的生产差异结果进行对比。

（1）运行日志是对每日生产运行过程中生产六要素的主要状况的记录，包括人员交接班、培训记录等，主要设备的启动、运行、停止记录等，主要原辅材料的消耗及产品的产量等，运行过程中的各种主要参数和异常情况，该生产期间主要安全环保事件等。锅炉专业运行日志如表 2-14 所示。

表 2-14 锅炉专业运行日志

年　　月　　日　　　　　　　　　　　　　　　　　　星期　　天气＿＿＿值＿＿＿班

接班主要参数											
锅炉	1#线	2#线	3#线	锅炉	1#线	2#线	3#线	锅炉	1#线	2#线	3#线
蒸发量/t				给水流量/t				炉膛温度/℃			
主汽温度/℃				给水温度/℃				高过进口烟温/℃			
主汽压力/MPa				给水压力/MPa				排烟温度/℃			
油罐油位/mm				汽包水位/mm				渗滤液液位/mm			

设备（运行√，备用●，检修×）							
设备名称	引风机	一次风机	二次风机	密封风机	冷却风机	液压站主油泵	液压站冷却油泵
1#线							
2#线							
3#线							
时间	运行记事						

工作票办理记录			
编号	工作内容	许可时间	结束时间

操作票办理记录			
编号	操作任务	开始时间	结束时间

续表

定期试验和切换记录		
序号	内容	结果

本班生产数据					
发电量 /（kW·h）		垃圾耗量 /t		吨垃圾发电量 /（kW·h/t）	
给水量 /t		产汽量 /t		燃油耗量 /t	
石灰耗量 /t		活性炭耗量 /t		尿素耗量 /t	

下一值应该注意事项：

上级通知：

交接班时间：　　　　　　　　交班人：　　　　　　　　接班人：

（2）日报是对生产主要指标的每日记录和总结，包括设备的开机率、运行时间、处理量、能耗等数据。通过日报，管理人员可以及时了解当天生产的运行状况，并评估设备的性能和效率，为设备的维护和优化提供依据。生产日报表见表 2-15。

表 2-15　生产日报表

序号	入厂垃圾 /t	入炉垃圾 /t				污泥处理量 /t	渗滤液 /m³	尿素耗量 /t	炉渣出厂量 /t	飞灰出厂量 /t
		#1 炉	#2 炉	#3 炉	日总量					
1										
2										
3										
4										

序号	入厂垃圾 /t	入炉垃圾 /t				污泥处理量 /t	渗滤液 /m³	尿素耗量 /t	炉渣出厂量 /t	飞灰出厂量 /t
		#1 炉	#2 炉	#3 炉	日总量					
5										
……										
28										
29										
30										
31										

制表人：

某公司运营部

（3）统计报表是一种对设备运行数据进行汇总和分析的手段，通过将运行日志和日报中的数据整理成表格或图形等形式，管理人员可以了解生产的运行规律和趋势。生产统计报表可以体现报告期内的生产结果，反映当期的生产实际问题，为企业总结当期生产目标任务与做好下一周期生产任务提供分析依据，是企业生产目标分解阶段性完成情况的验证。渗滤液处理系统生产报表见表 2-16。

表 2-16　渗滤液处理系统生产报表

日期	渗滤液 /m³	有机沼液 /m³	调节池接水总量 /m³	生化进水量 /m³	ST 进水总量 /m³	ST 产水总量 /m³	浓缩液产生量 /m³	清水回用量 /m³	浓缩液回喷量 /m³	污泥处理量 /t
1										
2										
3										
4										
5										
6										
7										
……										
合计										

2.9 设施和设备运行维护可靠性

2.9.1 可靠性

可靠性是指产品在规定条件下和规定时间内完成规定功能的能力。特别需要说明的是，在这个定义中，"产品"一词不是限定性的术语，可泛指任何系统、子系统、单位工程或分部分项工程、设备、元器件、零部件、组件，也可以指硬件、软件或二者的结合。定义中，规定条件是指使用时的环境条件和工作条件，使用条件越差，可靠性越低。例如，同一台对讲机在城市写字楼和在垃圾焚烧发电厂使用同样的时间，在垃圾焚烧发电厂发生故障的概率要高于城市写字楼。规定时间是指设计寿命，使用时间越接近设计寿命，可靠性越低，如垃圾填埋场潜污泵的设计寿命是 3 年，使用时间越接近 3 年，发生故障的概率越高。规定功能是指在规定条件和规定时间内完成规定功能的水平，能力是一个随机变化的量，不是确定值。规定功能是技术文件规定的性能指标，不满足性能指标标准即不符合可靠性要求。

2.9.2 环境卫生设施运行维护可靠性

环境卫生设施的可靠性是指环境卫生设施在持续污染条件下，设计寿命时间内，完成技术文件规定性能指标的能力。环境卫生设施在运行维护时展现的是使用可靠性。当环境卫生设施工艺技术路线确定、设计文件通过审查批准、工程竣工验收后，通过设计和建设赋予了设施在理想状态下的固有能力。环境卫生设施在实际使用中，会受到人员、物料、环境、方法等因素的综合影响，使可靠性低于理想状态。例如，由于抗生素、微塑料等污染物的影响，垃圾填埋场的渗滤液处理站实际持续运行时间低于设计模拟时间。

2.9.3 环境卫生设施运行维护的可靠度曲线

环境卫生设施运行维护的可靠性指标用时间函数可靠度来度量，描述环境卫生设施的功能和性能随时间保持的概率。由于环境卫生设施是由若干设备、设施和单位工程组成的系统，系统内部结构存在串联模型、并联模型和混合模型 3 种，因此不因环境卫生设施内部的部分设备、生产线、设施和单位工程发生故障就判断其失效，也不以时间开动率、性能开动率和合格品率三者乘积作为依据，而是以负荷率为基础的持续运行时间作为标准。可靠度是一个量纲为一的、小于等于 1 的数值。

可靠度可用 R（t）表示，环境卫生设施运行维护可靠度函数定义为

$$R(t)=P(T>t) \qquad\qquad (2-1)$$

式中，P 为可靠概率，T 为环境卫生设施运行维护失效的时间，t 为规定的时间。

环境卫生设施的运行维护周期可划分为 3 个阶段：全面消缺阶段、稳定运行阶段和加速耗损阶段。在全面消缺阶段，需要对暴露出来的设计、建设、制造缺陷进行全面消除。例如设计不当，需要增加爬梯、操作平台及管件管线。仪表和阀门安装不当，需要调整位置。加工缺陷，需要消除误差等。这个时期需要频繁启停与反复调整，可靠度逐步提高。在稳定运行阶段，由于人机系统充分磨合，且通过计划检修等措施，全面预防了运行维护失效，因此可靠度在运行一段时间后会达到峰值，然后缓慢下降，但基本处于平稳状态。如垃圾焚烧发电厂主机 A 修周期一般为 4~6 年，辅机的 A 修周期一般为 2 年，因此在其运行的第 3~第 5 年为运行维护状态最佳，可靠度最高。当环境卫生设施使用接近设计寿命时，就会进入加速耗损阶段，此阶段的特点是由于设备设施老化、疲劳、磨损和腐蚀等原因，设施设备频繁失效，可靠度快速降低，直至全面报废。环境卫生设施运行维护的可靠度随时间变化曲线如图 2-9 所示。

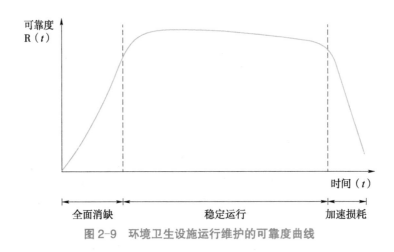

图 2-9　环境卫生设施运行维护的可靠度曲线

2.9.4　环境卫生设施运行维护可靠性标准

2.9.4.1　基础条件

人员应有足够定员，且具备大专以上学历和相应专业能力；设备应有冗余或备份，并保持有效状态；物料应有 3 d 以上库存，供应链应保持畅通；应有标准化的管理制度与操作规程；生产环境应稳定有序；应具备测量运行维护结果的能力。

2.9.4.2 可靠性要求

环境卫生设施运行维护可靠性的本质是反失效和反故障，通过预防、发现、纠正与验证4个环节实现，如图2-10所示。由于处理的废物种类复杂和处理期限长，环境卫生设施需要结合化学、物理学、生物学、地学、医学等基础理论，运用卫生工程、给排水工程、化学工程、机械工程等技术原理和手段，解决废气、废水、固体废物、噪声污染等问题。根据垃圾焚烧发电厂、垃圾填埋场、厨余垃圾处理厂、危废处理工程、医疗废物处理中心及垃圾转运站的运行维护实践，按照人、机、料、法、环、测6个方面的基础条件，梳理了环境卫生设施运行维护的可靠性要求（表2-17）。

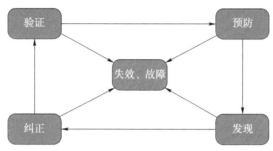

图2-10　环境卫生设施运行维护可靠性本质

表2-17　环境卫生设施运行维护可靠性要求

项目名称	大型环境卫生设施	备注
基本情况	垃圾焚烧发电厂1 500 t/d；焚烧采用炉排炉+组合烟气净化工艺，渗滤液处理采用UBF+MBR+STRO+RO工艺；占地150亩；投资7.44亿元。 垃圾填埋场500 t/d；采用卫生填埋工艺，渗滤液处理采用中温厌氧+MBR+NF+RO工艺；占地163亩；累计投资0.97亿元。 厨余垃圾处理厂300 t/d，采用预处理+厌氧消化工艺；占地70亩；投资2.64亿元。 危险废物处理工程5万t/a；采用焚烧、物化、固化/稳定化及安全填埋工艺；占地136亩；投资5.5亿元。 医疗废物处理中心5 t/d；采用高温蒸煮灭菌工艺；占地10亩；投资0.1亿元。 垃圾转运站600 t/d；采用水平压缩工艺；占地20亩；投资0.9亿元	—
基础条件	人员应有足够定员，具备大专以上学历和相应专业能力； 设备应有冗余或备份，并保持有效状态； 物料应有3 d以上库存，供应链保持畅通； 应有标准化的管理制度与操作规程； 生产环境应稳定有序；应具备运行维护结果的测量能力	质量影响主要因素
可靠性要求	每条24 h连续生产线年累计运行时间不小于8 000 h； 每个渗滤液处理站年累计运行时间不小于7 008 h； 其他处理系统年累计运行时间不小于292 d； 以上负荷率均不小于60%	预防是核心

2.10　环境卫生设施运行维护展望

随着大数据与物联网技术的不断发展，环境卫生设施运行维护的智慧化与协同化在持续增强。

环境卫生设施的运行维护具有以下发展趋势：

（1）可靠性持续增强

环境卫生设施运行维护的底线是可靠性，能防止二次污染。在运行发生大扰动和故障时，设施仍能保持相对稳定的服务能力，而不发生颠覆性的环境事件；面对自然灾害和极端气候条件或人为的外力破坏仍能保证设施的稳定运行。

（2）设施具有自愈性

使用实时传感器和自动化的控制设备，对环境卫生设施各系统的突发趋势和故障进行预测和检测，进而作出反应，自动避免设施运行出现大幅度波动和工作质量恶化。

（3）与上游实现互动

当前的环境卫生设施本质是一个信息流和物质流下行的过程，即被动接受和处理处置上游的固体废物。下一步的环境卫生设施运行维护核心理念之一是通过双向的信息传递和物质流变，改变上游的综合行为。

（4）协同性

当前的环境卫生设施是孤立存在的，通过物流手段和介质传输联系在一起。未来的环境卫生设施将同生产、生活、生态结合在一起，协同发挥环境效益、社会效益和经济效益。

3

环境卫生设施检修

3.1 检修基础工作

3.1.1 设备台账

设备台账是掌握企业设备资产状况，反映企业各种类型设备的拥有量、设备分布及其变动情况的主要依据。设备台账是为汇总反映各类设备的使用、保管及增减变动情况而设立的设备登记簿。设备台账包括设备规格型号、购入日期、使用年限、折旧年限、资产编号、设备使用状态、设备维护记录、设备检修记录、设备更新改造记录、备品备件及设备管理岗位。设备台账以表格的形式呈现，每年都需要更新和盘点，应模板化。垃圾焚烧发电厂设备管理台账示例见表 3-1。

表 3-1　垃圾焚烧发电厂设备台账示例

×× 专业设备台账										
20×× 年 × 月 ×× 日										
本台账共统计专业设备 1 809 套										
其中										
A 类设备：39 套										
B 类设备：650 套										
C 类设备：1 120 套										
建档日期：×× 年 × 月 ×× 日										
设备 / 系统名称	型号 规格	设备 参数	生产 厂家	厂家 电话	出厂 编号	图号	检修 班组	工程师 专业	所属 公司	备注
……	……	……	……	……	……	……	……	……	……	……
……	……	……	……	……	……	……	……	……	……	……
……	……	……	……	……	……	……	……	……	……	……

3.1.2 设备分类

对设备进行合理分类可以加强设备管理，明确责任，正确使用和精心维护设备，确保使用设备处于良好的技术状态，使生产能正常、持续、稳定和有计划地进行，能及时、正确和有计划地进行抢修，使维修费用保持在合理的水平上。根据重要性，可将设备分为 A、B、C 三类。

3.1.2.1　A 类设备

A 类为主要设备，A 类设备是工厂心脏设备，在无备机情况下，一旦发生事故，将引起全厂停车。A 类设备数量占比为 5%～10%。例如，在垃圾焚烧发电厂中，A 类设备在垃圾焚烧过程中起到关键作用，其中包括垃圾焚烧炉、余热锅炉等垃圾焚烧及余热利用设备；汽轮机、发电机、主变压器等余热发电设备。

3.1.2.2　B 类设备

B 类为辅助设备，B 类设备是工厂主要生产设备，可能有备用设备，且对全厂生产和安全影响不严重，其重要性程度比 A 类设备差一些。B 类设备数量占比为 10%。例如，在垃圾焚烧发电厂中，锅炉设备的吹灰器，汽机设备中的部分专用泵，仪控设备中的电源柜、接线柜，电气设备中的控制柜等为 B 类设备，这些设备在垃圾焚烧过程中起到辅助作用。

3.1.2.3　C 类设备

其他为 C 类设备，是运转设备或检修比较频繁的设备。C 类设备数量占比为 80%～90%。垃圾焚烧发电厂 C 类设备——离心机见图 3-1。

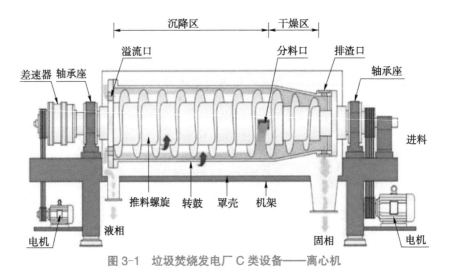

图 3-1　垃圾焚烧发电厂 C 类设备——离心机

3.1.3　检修方式确定

检修方式是指实施设备检修的方法及形式，分为预防性检修（计划检修）、预知性检修和事后检修三类。

3.1.3.1 预防性检修（计划检修）

预防性检修（计划检修）是一种以时间为基础的预防修理方式，是具有周期性修理特点的定期修理方式，适用于已被掌握磨损规律的设备和在生产过程中难以停机进行维修的设备。预防性检修需根据设备的磨损规律，事先确定修理类别、修理间隔期及修理工作量和所需的备件与材料，预先确定修理时间，因此对修理计划有较长时间的安排。A 类设备一般采用预防性检修，如垃圾焚烧发电厂的垃圾焚烧炉、余热锅炉、汽轮机、发电机等。

3.1.3.2 预知性检修

预知性检修是一种以设备技术状态为基础的预防修理方式。预知性检修根据设备的日常点检、定期检查、状态检测和诊断提供的信息，经过统计分析和处理，来判断设备的劣化程度，并在故障发生前有计划地进行适当的修理。由于这种维修方式会对设备进行适时且有针对性的维修，不但能保证设备经常处于完好状态，而且能充分利用零件的寿命，因此比定期维修更为合理。预知性检修可使用的设备比较广泛，但由于进行预知性检修往往需要停机和使用价格昂贵的监测仪器，故这种方式主要是用于连续运转的设备，利用率高的重点设备和大型而精密的设备。B 类设备通常采用预知性检修。

3.1.3.3 事后检修

事后检修即出现故障后进行的反应性检修，通常在设备发生故障及性能下降后进行，通过对设备进行维修或更换损坏部件来恢复设备的正常运行。虽然事后检修可以解决设备故障问题，但由于其具有被动性，可能会导致生产中断、维修成本增加等不良影响。因此，对于关键设备和生产线，应尽量避免采用事后检修方式。但是事后检修是等到故障发生才会进行，可能造成设备的损毁，所以 C 类设备采用事后检修，如不重要且有备用设备的小型泵，可以采用事后检修。

影响维修方式选择的主要因素有设备的故障特征、设备的有效度和设备的维修费用。对于不同的设备常采用不同的修理方式，不仅可以在技术上保证各类设备在生产中作用，满足生产需要，而且经济上也合理。在实际应用中，环境卫生设施运行企业可以根据自身情况选择合适的检修方式或组合使用多种检修方式，以确保设备的稳定运行和高效生产。同时，随着技术的进步，新的检修方式和技术不断涌现，应积极关注和采纳新的技术及方法，提高设备维护和管理的水平与效率。

3.1.4 检修等级确定

检修等级是指根据修理内容、要求以及工作量大小，对设备维修工作进行划分。

每个等级都有不同的检修范围和时间要求，在确定检修等级时，需要考虑机组检修规模、停用时间等因素，以及设备的使用状况和故障情况。环境卫生设施分级检修前应根据厂内生产技术管理实际情况和设备和系统及附属设施的状况，编制检修计划、检修项目、技术方案、检修作业指导书、检修人员需求、物资及工器具需求、质量控制和试运规定、检修过程管理措施、资料整理归档等检修指导性文件根据具体情况选择合适的检修等级，以确保设备的正常运行和延长使用寿命。按环境卫生设施主要设备与辅助设备的检修规模和停用时间，可将环境卫生设施检修工作分为四级：A级大修、B级中修、C级小修和D级项修。环境卫生设施中A级、B级、C级检修应确定检修主线，合理安排各检修项目，确定检修工期，并应统筹考虑技术改造项目、反事故措施和安全技术劳动保护措施项目的实施，在规定的工期内，完成既定的全部检修作业，达到质量目标。检修分级应按检修规模和停用时间进行划分。典型检修等级分类见表3-2。

表3-2　典型检修等级分类

检修等级	检修内容	主设备检修停用时间 /d
A 级	对主要设备和辅助设备进行全面解体检查和修理，以保持、恢复或提高设备性能	15～25
B 级	重点对某些存在问题的主要设备和辅助设备进行解体检查和修理	10～18
C 级	根据主要设备及辅助设备磨损、老化的规律，有重点地对其进行检查、评估、修理、清扫	7～15
D 级	在主设备总体运行状况良好时，只对其附属系统和辅助设备进行集中性消缺	3～6

3.1.4.1　A 级大修

A级大修是指对关键设备（A类）和辅助设备（B类）进行全面解体检查和修理，以保护、恢复或提高设备性能。设备的大修是工作量最大的一种修理。大修时，需要将设备的全部或大部分部件解体，修复基准件，更换或修复全部不合用的零件，修理、调整设备的能源动力系统，修复设备的附件以及翻新外观等，从而全面消除修理前存在的缺陷，恢复设备的规定精度和性能。A类大修通常需要较长的停机时间和大量的资源投入，因此通常在设备需要全面更新或升级时进行。A级标准检修项目应包括下列内容：

（1）设备制造厂要求的项目；

（2）对设备全面解体、定期检查、清扫、测量、调整和修理；

（3）设备定期监测、试验、校验和鉴定；

（4）按需要定期更换零部件的项目；

（5）按相关技术监督规定确定的检查项目；

（6）消除设备和系统的缺陷与隐患。

3.1.4.2 B 级中修

B 级中修是介于 A 级大修和 C 级小修之间的修理级别。它通常涉及对设备的一些关键部分进行拆卸、检查和修复。这种修理级别通常包括对设备的某些关键部件进行更换或修复，以及对设备的控制系统、传动系统等进行检查和调整。B 级中修通常需要一定的停机时间和资源投入，但比 A 级大修要少。B 级中修的重点是对某些存在问题的关键设备（A 类）、辅助设备（B 类）和其他设备（C 类）进行解体检查和修理，根据设备的实际技术状态，对状态劣化到已难以达到生产工艺要求的零部件，按实际需要进行针对性修理。中修时，一般要进行部分拆卸、检查、更换或修复失效的零件，必要时对基准件进行局部修理和校正坐标，从而恢复所修部分的性能和精度。中修的工作量视情况而定。

3.1.4.3 C 级小修

C 级小修是根据设备的磨损和老化规律，进行重点检查、评估、修理、清扫及集中消缺。设备的小修工作量较小。对于实行状态（监测）修理的设备，小修的工作内容主要是针对日常点检和定期检查发生的问题，拆卸有关零部件，进行检查、调整、更换和修复失效的零件，以恢复设备的正常功能。对于实行定期修理的设备，小修的工作内容主要是根据掌握的磨损规律，更换或修复在修理间隔期内失效及即将失效的零件，并进行调整，以保证设备的正常工作能力。C 级标准检修项目应包括下列内容：

（1）消除设备、系统及附属设施存在的缺陷和隐患；

（2）清扫、检查、处理易损和易磨部件，必要时进行实测与试验；

（3）按相关技术监督规定中确定的检查项目。

3.1.5 检修周期确定

检修周期是指相邻两次检修之间的时间。检修周期的确定一般受以下原则影响：不同类型的设备有不同的检修周期；设备的使用条件会影响检修周期；设备的故障模式会影响检修周期；设备的维修历史是确定检修周期的重要因素。以垃圾焚烧发电厂为例，在两次大修之间安排一次中修，在大修与中修之间安排两次小修，即"A-C-C-B-C-C-A"。典型垃圾焚烧发电厂检修周期见表 3-3。

表 3-3　典型垃圾焚烧发电厂检修周期

设备名称	检修周期			
	A 级	B 级	C 级	D 级
垃圾焚烧炉及余热锅炉	根据炉型和运行情况确定，一般 2～4 年	在两次 A 级检修之间视情况安排	每年	3～6 个月
汽轮发电机组	4～6 年	在两次 A 级检修之间视情况安排	每年	—
主变压器	根据运行情况和试验结果确定，一般 10 年	—	—	—
烟气净化系统	2～4 年	—	每年	3～6 个月

3.1.6　检修项目确定

设备检修计划由企业设备管理部门按以下依据编制。

（1）国家及行业相关技术标准及规范；

（2）设备使用说明书；

（3）设备运行中发生的故障和存在的缺陷；

（4）检修前设备状态评估报告。

3.1.6.1　A 级检修标准项目

A 级检修标准项目应包括：

（1）设备生产厂家要求的项目；

（2）全面解体、定期检查、清扫、测量、调整和修理；

（3）定期监测、试验、校验和鉴定；

（4）按规定定期更换零部件的项目；

（5）按相关技术监督规定确定的检查项目；

（6）消除设备和系统的缺陷及隐患。

3.1.6.2　B 级检修标准项目

B 级检修标准项目是根据主要设备及辅助设备状态评价及系统的特点和运行状况，在 C 级检修标准项目基础上有针对性地实施部分 A 级检修标准项目。

3.1.6.3　C 级检修标准项目

C 级检修标准项目包括：

（1）消除设备、系统及其附属设施存在的缺陷和隐患；

（2）清扫、检查和处理易损与易磨部件，必要时进行实测和试验；

（3）按相关技术监督规定确定的检查项目。

3.2　年度检修计划

设备检修计划由设备管理部门编制。

3.2.1　年度检修计划的内容

环境卫生设施运行企业应在每年下半年根据本厂的主要设备和辅助设备的运行状况、检修间隔、生产技术指标、当地季节气候特点、生产处理任务等因素，编制下年度检修计划。

年度检修计划编制内容主要包括工程名称、检修级别、立项依据、主要检修项目、重点项目技术方案及措施、距上次检修的时间、检修工期及进度安排、人员需求计划、工时和费用等。检修预算制定流程见图 3-2。

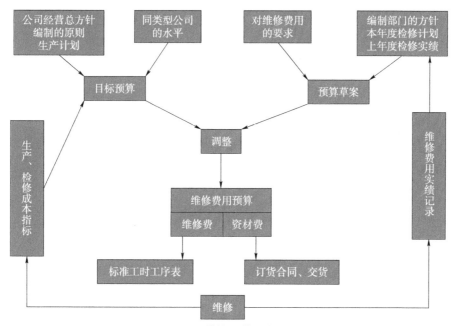

图 3-2　检修预算制定流程

主要设备和辅助设备检修可根据自身实际情况，分开或统一进行。可以实现互为备用的设备与根据季节特点可以停止运行的设备，应根据该设备的检修周期单独计划进行，不应与主要设备同时检修，应集中精力进行主要设备检修。

年度检修项目包括标准项目和特殊项目，并根据实际情况将技术改造项目、反事故措施和安全技术劳动保护措施项目以及生产建（构）筑物、重要非生产设施项目统筹考虑；环保设施重大改动或新增且可能影响环保排放时，应按规定提前报当地相关主管部门。

3.2.2　年度检修计划与生产计划的一致性

年度检修计划应模板化，要与年度生产计划一致，并管控检修方案。年度检修计划与生产计划的一致性是确保运营稳定和高效的关键，其主要流程为：

（1）制订综合计划：在制订年度检修计划和生产计划时，应进行综合考量，确保两者之间的协调和平衡。包括明确检修的目标、范围、时间安排、资源需求等，以及生产的目标、任务、时间安排、资源需求等。

（2）确定优先级：在制订计划时，应确定检修和生产的优先级。例如，对于关键设备和生产线，可能需要进行优先检修以确保生产的稳定性和效率性。

（3）合理安排时间：在制订年度检修计划和生产计划时，应合理安排时间，避免时间冲突。例如可以在生产淡季或设备停机时间进行检修，以减少对生产的影响。

（4）资源共享：在制订计划时，应考虑资源的共享和优化利用。例如可以利用同一批技术人员进行多个设备的检修，以减少人力成本和提高效率。

（5）及时调整：在执行计划的过程中，如果遇到不可预见的情况或变化，应及时调整计划。例如设备出现故障或生产任务发生变化，应及时调整检修计划和生产计划，以确保企业的稳定运营。

（6）沟通协作：在制订和执行计划的过程中，各部门之间应保持密切沟通与协作，这有助于确保信息的畅通及资源的合理分配，从而提高检修和生产的一致性和效率性。

3.3　检修工作会议

为落实设备检修精细化管理，为企业生产降本增效工作提供有力保障，应组织召开检修工作会议。检修工作会议示意见图 3-3。会议内容主要包括：

（1）检修工作总结和反馈：各检修小组负责人汇报检修工作的进展情况、完成的任务、遇到的问题及解决方案等，并对检修工作进行总结并反馈。

（2）设备故障与维护情况分析：对设备出现的故障进行深入分析，找出故障原因，提出改进措施，避免类似问题再次发生。同时对设备的维护情况进行评估，提出维护建议和改进措施。

（3）检修计划和任务分配：根据设备运行情况和检修计划，对未来的检修任务进行合理分配，确保各项任务能够按时完成。同时对检修计划进行调整和完善，确保检修工作的顺利进行。

（4）安全生产及安全措施讨论：讨论安全生产相关问题，提出改进措施，确保检修工作安全进行。同时对安全措施进行评估和完善，提高安全管理的水平和效果。

（5）其他事项：讨论其他与设备检修相关的事项，如备品备件需求、人员培训等，确保检修工作的顺利进行。

（6）会议总结和下一步计划：对本次会议进行总结，提出下一步的计划和目标，明确责任和任务，确保检修工作的顺利进行。

根据频次，可将检修工作会议分为月度专业分析会、周例会和每日例会。检修会议应形成会议纪要或记录，作为考核依据。

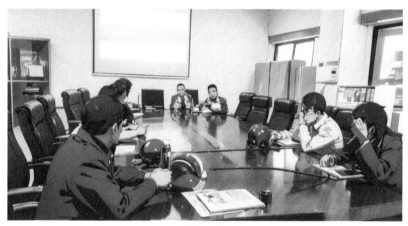

图 3-3　检修工作会议示意

3.3.1　月度专业分析会

月度专业分析会内容主要包含检修安全、技术技能、文明检修、规范施工、检修质量、检修效率等，会议重点分析日常点检执行情况，定期维护、加油加脂执行情况，缺陷分析，设备状态参数、寿命管理分析及预防意见，检修工艺和检修质量情况，检修验收情况，备品耗材到货和验收情况，异常情况下的跟踪分析执行情况，预知性检修的准确性评价，预知性检修事项等。生产副总、设备经理或主管、各车间主任、专业设备管理人员及检修人员参加会议，会议时间一般为月底。

3.3.2　周例会

周例会主要通过跟进、细化、发现和改进问题，推进月度和年度目标的实现。主要内容是上周行动计划目标的完成情况、过程中好的方面及存在的问题、需要改进的部分、目标和责任人。参与人员主要是设备经理或主管、专业设备管理人员及检修人员。通过周会议，检修机构可以全面了解本周设备运行情况和检修工作进展，发现问题并及时解决，确保设备的正常运行和维护。同时会议也有助于提高团队协作和沟通效率，促进检修工作的顺利进行，还可以为下周的检修工作做准备，确保各项任务能够按时完成。

3.3.3 每日例会

检修机构应组织召开每日例会，讨论设备的运行情况、维护情况以及需要注意的事项，协调解决检修过程中出现的问题，保证检修安全、质量和工期。参会人员主要是检修部门的部门主管、专业设备管理人员及检修人员。主要内容包括检修工作总结、设备故障及维护情况分析、设备检修计划和任务分配、安全生产及安全措施讨论等。

3.4 检修准备

3.4.1 物资准备

检修物资是指检修过程中所需要物资材料的总和，包括设备、备品配件、材料等。应制定分级检修设备、备品配件、材料等物资管理制度，内容应包括计划编制、订货采购、验收、入库、保管、不符合项处理、记录与信息、出库等。

检修物资需用计划应由专业人员编制，并附技术要求和质量保证要求，根据年度检修时间安排及时采购订货，满足检修进度要求。特殊检修项目所需的机电产品、备品配件、大宗材料和特殊材料应编制专门计划，并编制技术规范书进行采购。

3.4.2 工器具准备

检修工器具一般包括常用工器具、安全工器具、专用工器具、试验及计量仪器、特种设备、运输车辆等。检修前工器具的准备工作包括工器具的清点、补充、维修、检验及试验。

安全工器具、试验仪器、特种设备等应按法规和标准要求进行安全检查、试验合格，均需具备合格证书、试验报告和检验报告并进行标识。

对检修承包方自备工器具要按上述标准进行检查和验证；检验不合格的及超过规定使用期限的工器具严禁用于检修作业。

3.4.3 人员准备

检修前应根据检修项目、工艺要求、检修工期和项目工时安排，合理制订人力需求计划。

3.4.3.1　安全和技术培训

　　检修前应对所有参与现场检修工作的各类人员进行有针对性的安全和技术培训，包括工作票签发人、工作票负责人、工作票许可人、施工人员、质量检验人员等。三级安全教育卡见表 3-4。

表 3-4　三级安全教育卡

姓名		性别		出生年月		文化程度	
入职时间		体检结果		部门		岗位	
基本情况	□新员工入岗　　□复岗　　□转岗　　□其他						
公司教育 （一级）	培训内容： 1. 有关安全生产法律、法规，国家标准及行业标准； 2. 公司有关安全生产有关规章制度； 3. 有关防火、防爆、防毒、防尘、急救常识等安全技术知识； 4. 安全防护和劳动保护用品的选用及使用方法； 5. 本行业内发生的重大伤亡和设备事故实例及造成事故的主要原因； 6. 公司方针目标及分解、考核等，岗位作业风险评估 培训人签字：＿＿＿＿＿＿＿　　　　　　　　年　　月　　日						
部门教育 （二级）	培训内容： 1. 本部门生产车间安全生产特点、机械设备状况特点； 2. 部门各项安全技术操作规程、本公司产品生产工艺流程和生产车间预防事故的措施； 3. 生产车间对安全生产的有关规定、生产车间常用的劳保用品的正确使用和生产车间常用消防器材的正确使用； 4. 危害识别、风险评价及风险控制程序、生产区域工作危害分析、各生产岗位风险及控制措施； 5. 动火作业分析、检修作业风险分析和配电室工作危害分析 培训人签字：＿＿＿＿＿＿＿　　　　　　　　年　　月　　日						
班组教育 （三级）	培训内容： 1. 班组生产车间安全生产特点和机械设备状况特点； 2. 班组各项安全技术操作规程、班组生产工艺流程和生产车间预防事故的措施； 3. 生产车间对安全生产的有关规定和劳保用品的正确使用常用消防器材的正确使用； 4. 危害识别、生产区域工作危害分析和各生产岗位风险及控制措施 培训人签字：＿＿＿＿＿＿＿　　　　　　　　年　　月　　日						
考试成绩：			培训时间：				
教育结论：□教育内容经考核合格　　　　　注：请至安全技术部办理相关手续							
安全部门 意见	签字：　　　　　　　　　　　　　　　　　　　　　　　年　　月　　日						

培训内容应包括主要设备、系统介绍及检修设备的运行状况和缺陷情况、检修安全管理/安全规程及文明检修有关管理规定、检修质量和检修工艺等有关管理规定、检修作业指导书等。垃圾焚烧发电厂作业技术及安全交底见表3-5。

表3-5　垃圾焚烧厂作业技术及安全交底

×× 作业安全技术交底记录		编号：20××××-1	
工程名称	×× 作业	交底部门	×× 部门
作业单位	×× 有限公司		
交底提要	×× 作业安全交底	交底日期	20×× 年 ×× 月 ×× 日
交底内容： ×××作业安全技术交底 1.作业人员必须按要求穿戴好个人劳动防护用品（工作服、安全帽、安全带、护目镜、防尘口罩、手套等），生产现场严禁吸烟； 2.特种作业人员必须持证上岗，严禁无证操作 ……			
补充事项： ……			
交底人：			
接受交底人：			

3.4.3.2　培训考核

培训结束后应对所有参加培训的人员按规定进行安全工作规程、检修工艺规程、检修作业指导书等方面的考试，合格后方可允许进厂从事相应检修工作，应对工作票签发人、工作票负责人和工作票许可人的合格人选进行公布。

3.4.3.3　对特种作业人员进行资格审查

特种作业人员上岗之前，生产部门必须对其进行资格审查，查其是否具有有效的特种作业安全操作证及其身体健康情况，在试用期考察其实际操作技能。在审查过程中，需要注意严格遵守相关规定和标准，确保审查结果的公正性和准确性，并且对于审查过程中发现的问题，要及时进行处理和纠正，避免影响检修工作的质量和安全。

3.4.4　技术准备

3.4.4.1　编制检修作业指导书

检修作业指导书应模板化，经技术负责人审核后发布，每台设备对应编制一份检修作业指导书。作业指导书检修内容包括工作任务单、检修前资源准备、安全和环境风险管理措施、检修程序、检修记录卡、设备试运行单、完工报告单和经验反馈等，可参考《生活垃圾焚烧厂检修规程》（CJJ 231—2015）附录 C。典型作业指导书样式见表 3-6。

表 3-6 典型作业指导书样式

名称		_____检修作业指导书	
编写人		修订人	审核人
批准人：			
发布实施日期：			

检修作业指导书的编制和使用应符合以下规定：

（1）检修作业指导书是事先编制并经审批发布的，依照设备检修作业顺序对每个检修步骤、作业内容、工艺要求及安全/质量要点进行明确规定的标准化作业文件。

（2）应根据自身设备实际情况编制设备检修作业指导书，并经相关技术负责人审核后发布执行，每次检修后宜进行补充完善。

（3）检修作业指导书应包括工作任务单、修前资源准备、安全和环境风险分析、检修程序、检修技术记录卡、设备试运行单、完工报告单、经验反馈等内容。检修工作任务单见表 3-7。

表 3-7 检修工作任务单

×× 检修工作任务单					
设备名称				设备代码	
检修计划	检修等级	□A 级检修	□B 级检修	□C 级检修	□D 级检修
	计划工作时间	年 月 日至 年 月 日		计划工日	
设备概况及基本参数	主要技术参数： 于 年 月投入运行，已经过 次 级检修。				
设备修前状况	检修前存在的缺陷：				
主要检修项目					
质量要求					
质检点分布	W 点	工序及质检点内容	H 点	工序及质检点内容	
	W-1		H-1		

　　检修前的资源准备包括工作许可、人员准备、工具准备、备品备件准备等。典型检修前资源准备见表3-8。

表 3-8　典型检修前资源准备

一、工作许可					
□电气第一种工作票　　　□电气第二种工作票　　　□电气继保工作票 □热机工作票　　　　　□仪控工作票　　　　　□动火工作票					
二、人员准备					
序号	工作组人员姓名	工种		检查结果	备注
1	……	……		□	
三、工具准备					
序号	工器具名称	规格	单位	数量	检查结果	备注
常用工具						
1	……	……	……	……	……	……
起重工具						
1	……	……	……	……	……	……
检验仪器						
1	……	……	……	……	……	……
专用工具						
1	……	……	……	……	……	……
试验器具						
1	……	……	……	……	……	……
四、备品配件准备					
序号	备件名称	检查结果	序号	备件名称	检查结果
1	……	……	4	……	……
五、耗材准备					
序号	耗材名称	数量	单位	检查结果	备注
1	……	……	……	……	……
六、相关图纸、技术说明书等资料准备					
序号	图纸、资料名称及图号	检查结果
1	……	……
七、施工现场准备					
序号	现场准备项目	检查结果
1	……	……

典型安全和环境风险分析及交底见表3-9。

表3-9 典型安全和环境风险分析及交底

安全风险分析及预控措施：	
环境风险分析及环境保护措施：	
工作负责人	工作成员
年 月 日	年 月 日

（4）检修程序内容具体包括：

①执行标准，可用表格形式表示，在表格中应列出标准名称。

②检修流程图，电机检修流程见图3-4。

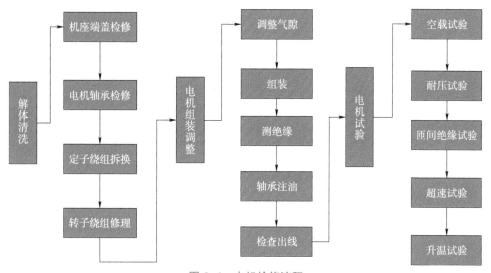

图3-4 电机检修流程

③检修步骤。首先，应在检修步骤中应明确相应的检修关键工序质量控制H点和W点。其次，以表格形式确定检修的工作负责人、检修班组、专工和厂部名单。最后在检修完成后进行收尾工作，收尾工作包括现场清扫卫生、清点工具、工作人员撤离现场、办理工作票终结、根据有关规定进行性能测试与试验、填写检修报告等。

（5）检修作业指导书中还应包括检修技术记录卡。典型检修技术记录见表3-10。

表 3-10　典型检修技术记录

一、检修记事					
					记录人：
二、缺陷检查和处理情况记录					
缺陷描述：					
缺陷部位（简图）：					
缺陷处理情况说明：					
记录人：　　　　　　　　　　审核人：					
三、重要检查和测量记录（可选）					
记录人：　　　　　　　　　　审核人：					
四、重要检查和测量记录					
工序号	设备/部件名称	规格型号	质量标准	原始修	修后值	测量人
1	……	……	……	……	……	……
记录人：　　　　　　　　　　审核人：					
五、其他形式的重要检查和测量记录（可选）					
记录人：　　　　　　　　　　审核人：					
六、主要材料和备品配件消耗记录及统计					
序号	材料备件名称	规格	单位	数量	单价/元	合计/元	备注
1	……	……	……	……	……	……	……
七、工时消耗统计					
工种		人数		工时	
……		……		……	
记录人：　　　　　　　　　　审核人：					
八、重要仪器、仪表、量具及工器具使用记录（可选）					
序号	仪器、仪表、量具及工器具名称	精度	量程	编号	测量部位	使用人	使用时间
1	……	……	……	……	……	……	……
记录人：　　　　　　　　　　审核人：					

典型设备试运行单见表 3-11。

表 3-11　典型设备试运行单

设备试运行单					
试运设备名称				试运负责人	
试运参加单位					
试运行范围及注意事项					
计划试运时间		年　月　日　时　分 至　　年　月　日　时　分			
相关部门会签		工作情况交底		项目（专业）负责人	
		工作票	能否试运	签字	日期
施工方	汽机	□终结 □交回	□可以　　□不可以		
……					
焚烧厂生产管理部门	汽机		□可以　　□不可以		
……					
运行班长		签发时间		年　月　日	
试运行许可人		许可时间		年　月　日	
试运行情况（运行填写）： 记录人：　　　　　　　　　　审核人：					
试运行结果：□合格　　　□不合格　　　□让步					
验收会签部门	部门				
	签字				

典型的完工报告单见表 3-12。

表 3-12　典型的完工报告单

完工报告单			
项目名称		检修单位	
一、检修中发现并消除的缺陷			
二、不符合项处理报告简述			
三、设备异动和图纸更改已经完成			
四、备品配件更换清单			

续表

五、改进建议				
六、其他需要记录的事项				
三方确认	设备管理方	运行方	施工方	
			项目负责人	施工方填写人

（6）原则上一台设备应编制一份检修作业指导书，也可对共同专业属性的热工控制、电气控制部分系统和设备进行分类，每一类设备编制一份检修作业指导书。

（7）检修作业指导书使用时应符合以下规定：

①工作负责人应在设备检修前组织作业人员学习检修作业指导书，并按要求做好设备检修前的各项准备工作。

②设备检修时应严格执行检修作业指导书有关规定和步骤，按照检修工序进行，防止发生漏项和跨项，并按要求做好有关检修记录；遇到质检点验收应提前通知质量检验人员进行验收，并在检修作业指导书中签字确认。

③检修作业指导书数据填写应前后一致，技术监督报告质检验收单、不符合项通知单等附件要齐全，使用后应及时验收、关闭和归档。

3.4.4.2　编制检修现场定置图

为明确检修现场的区域功能划分，快捷和高效地找寻和放置工器具、零部件、检修区域等，需要编制检修现场定制图，并用不同颜色加以区分。检修定置见图3-5。

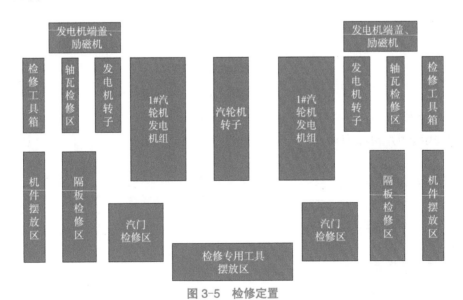

图 3-5　检修定置

（1）检修现场定置图包括确定地点、确定合适数量和确定容貌（容器和颜色），以及放置场所、放置方法和标识方法三要素等内容。

（2）在现场划定区域（修理区、装配区、存放区和其他工作区），对设备解体后的各设备、各零部件、检修工器具、检修材料、备品及备件堆放整齐，做到工完料尽场地清。

3.4.5　确定质量验收方案和 H 点、W 点

检修应实行三级验收，所有项目的质量验收实行签字负责制和质量追溯制；检修过程中发现的不符合项，应填写不符合项通知单，并按相应程序处理。质量检验人员应按照分级检修质量验收方案和检修作业指导书的要求，及时做好各项检修活动质量验收工作，及时对 H 点和 W 点进行签证。

3.4.5.1　明确三级验收流程

检修人员自检及检修上下工序互检为一级验收、检修班组检验为二级验收、专业检验（含 H 点和 W 点）为三级验收。对于在检修工序管理中根据某道工序的重要性和难易程度而设置的关键工序质量控制点（H 点和 W 点），不经质量检查签证不得转入 F 道工序。其中 H 点为不可逾越的停工待检点，W 点为见证点。

3.4.5.2　专业质检人员对 H 点和 W 点进行检查和签证

质量检验人员的验收应符合环境卫生设施分级检修质量验收方案及检修作业指导书的要求，并应及时对 H 点、W 点进行签证。

对于检修过程的关键点，一般需要设置 H 点和 W 点，停工待检点是特定的质量检查点。当实施一项活动时，必须有指定专业质检人员到场给予放行才允许继续进行该停工待检点以后的工作。没有书面论证和相关负责人的批准不得超越或取消停工待检点。垃圾焚烧发电厂汽轮机大修三级验收见表 3-13。

表 3-13　垃圾焚烧发电厂汽轮机大修三级验收

编号：			
设备名称：××汽轮机	三级检验		
关键环节	自检	复检	验收
○ H：检查、测量和调整转子止推、径向轴承及油封间隙（包括瓦背紧力）	□	△	◎
○ H：测量、调整转子总串量和一级喷嘴间隙	□	△	◎
○ W：拆装缸体中分面螺栓，吊上缸盖	□	△	◎

续表

关键环节	自检	复检	验收
○W：转子宏观检查，转子弯曲跳动检查，尺寸检测和转子着色渗透探伤PT检测	□	△	◎
○W：缸体及各级隔板清洗检查与着色探伤	□	△	◎
○H：主汽阀、调速器及杠杆机构的连接部位清洗、检查、加脂，主汽阀手动打闸实验	□	△	◎
○H：大气安全阀检查，视情况更换密封胶条，试漏合格	□	△	◎
○H：检查超速脱扣装置，测量飞锤与遮断油门之间的间隙，危急保安器、错油门等清洗检查	□	△	◎
○H：转子对中复查和调整	□	△	◎
编制：　　　审核：　　　归档日期：　　年　月　日			

3.4.5.3 质量验收中实行签字责任和质量追溯

为强化责任意识，生产部门应根据三级验收制度逐级验收，检修班组应在检修登记台账上注明该项检修工作参与人员姓名、工作负责人姓名，各级验收人员于工作完成后在验收单上签字，实行签字责任和质量追溯。对因玩忽职守或疏忽发生责任事故、造成严重后果的，根据公司规定追究相关责任人责任。垃圾焚烧发电厂检修工作质量验收见表3-14。

表3-14　垃圾焚烧发电厂检修工作质量验收

质量验收	
创建时间：	
审批编号	20××12291605000000×××
创建人	×××
创建人部门	信息公司－安全技术部
经办人	×××
所在部门	信息公司
项目名称	××××修复
作业单位	×××有限公司
开工时间	20××/11/29　9：05
完工时间	20××-12-03　17：05
工作内容	××××修复
验收情况	合格
附件	××

续表

审批流程	安全技术部负责人　已同意 签名：×××　20××-12-29　16：19：31
	运营部负责人　　　已同意 签名：×××　20××-12-29　16：20：32
	分管领导　　　　　已同意 签名：×××　20××-12-29　16：26：24
	抄送：×××　20××-12-29　16：26：24

3.4.6　安全隔离

为避免运行设备介质物料压力与检修设备发生意外，需要设置安全隔离，如设备与外界连接的电源应有效切断。电源有效切断应采用取下电源保险熔丝或将电源开关拉下后上锁等措施，并加挂警示牌。管道安全隔绝可采用插入盲板或拆除一段管道进行，不能用水封或阀门等代替盲板或拆除管道，插入的盲板必须登记，必要时进行编号。严格执行有限空间"先通风、再检测、后作业"的原则，执行危险作业审批制度，加强有限空间检维修作业安全管理，采取有效隔离措施，实施现场安全监护和科学施救，做好臭味管控。

3.5　检修过程

3.5.1　宣贯工作票与操作票制度

为了保障正常生产和检修作业的安全，企业应严格执行工作票与操作票制度，即"两票"制度。工作票是准许在设备（系统）上进行相关检修并保障安全的书面命令，通过明确工作内容、范围、地点、时限、安全措施、相关责任人等，保证设备（系统）、人员及相关检修工作安全完成，是检修和运行人员双方共同持有并共同强制遵守的书面安全约定。操作票是企业进行相关设备（系统）操作时明确操作任务及步骤、指示运行人员严格按书面步骤内容及顺序进行操作且执行时运行人员应随时携带的书面命令。在检修之前应宣贯工作票与操作票制度，全部签字方可有效，检修过程中严格执行"两票"制度，做好安全防护措施，检修过程后应存档，以"两票"作为工时定额的依据之一。

3.5.2　设备解体

设备解体是检修过程的重要环节，涉及设备的拆卸、检查、维修等工作。垃圾焚烧发电厂设备解体过程中，检修人员应准备好工器具与耗材，设备解体现场安全措施应符合要求。应按检修作业指导书的规定拆卸需解体的设备，并应做到工序和工艺正确，使用工器具、仪器和材料正确，解体的设备应做好各部件之间的位置记号。拆卸的设备和零部件应按检修现场定置管理图摆放，并应封堵好与检修设备相连接的其他设备、管道的敞口部分。离心泵解体示意见图3-6。

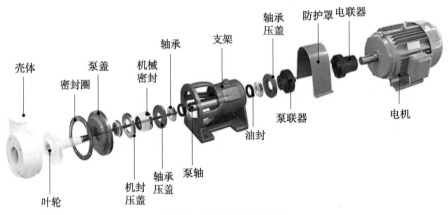

图 3-6　离心泵解体示意

3.5.2.1　摆放与封口

为避免拆卸的零部件污损、锈蚀、遗失，影响检修质量与进度，检修现场零部件应摆放整齐，精密部件应放在专用箱内，解体的设备与零部件按照检修现场定置图摆放，露天摆放还应考虑防锈和防雨，并封好与系统连接的其他设备及管道的敞口部分。拆卸的零件做到"三不见天，三不落地"。"三不见天"即润滑油不见天、清洗过的机件不见天和铅粉不见天。"三不落地"即使用工具、量具不落地，拆下来的零件不落地和污油脏物不落地。

3.5.2.2　解体后检查

设备解体后应做好清理工作，测量各项技术数据，并对设备进行全面检查，查找设备缺陷，掌握设备技术状况，评估设备状况和检修工作，鉴定以往重要检修项目和技术改造项目的效果。对于已掌握的设备缺陷应重点检查并分析原因。注意在解体后检查的过程中，根据设备的检查情况及所测量的技术数据，对照设备现状、历史数据和运行状况，对设备进行全面评估，根据评估结果，及时调整检修项目的进度和费用。

（1）设备解体应注意下列事项：

①检修人员到现场对设备进行拆卸解体检修前，应准备好所需的工机具与耗用材料，并确认现场安全措施符合要求。

②应按照检修作业指导书的规定拆卸需解体的设备，做到工序和工艺正确，使用的工具、仪器和材料正确，解体的设备应做好各部件之间的位置记号。

③拆卸的设备和零部件应按检修现场定置管理图摆放，并封堵好与检修设备相连接的其他设备和管道的敞口部分。

（2）设备检查应注意下列事项：

①设备解体后应做好清理、各项技术数据测量和全面检查工作，查找设备缺陷，掌握设备状况，鉴定以往重要检修项目和技术改造项目的效果；检修前确认的设备缺陷和隐患应进行重点检查，分析原因。

②根据设备的检查情况及所测量的技术数据，对照设备现状、历史数据和运行状况，对设备进行全面评估，并根据评估结果，及时调整检修项目和进度。典型的设备解体后检查见示例 3-1。

【示例 3-1】

XX 发电机组大修

20××年××月××日至20××年××月××日，某垃圾焚烧厂对××发电机组进行为期 ××d 的检修，本次 1# 汽轮机组大修为计划性周期检修。

一、机组信息

（一）汽机厂家：×× 机组代号：××。

（二）机组型号：××××。

……

二、检修概述

本次 ×× 汽轮机组大修为计划性周期检修，检修主要内容为汽轮机本体常规大修、汽轮发电机组各监视仪表校验、汽轮机保温拆装、汽轮发电机组在线动平衡、1# 和 2# 机润滑油油箱清理、1# 机 2 台凝水泵更换机封及诱导轮、速关组合件返厂维护、发电机抽芯检查清洗和发电机电气试验。

……

三、检修过程

（一）汽轮机本体拆卸

1.拆除保温层。

2.拆卸调节、润滑油管及仪表探头，管口做好包扎。

……

（二）汽轮机本体回装

1. 回装前后汽封、隔板汽封及径向轴承下半。

2. 回装转子，测量跳动度、汽封间隙、洼窝中心等数据并进行调整。

······

（三）发电机部分

1. 发电机励磁机拆装。

2. 发电机转子抽芯。

······

（四）辅机部分

1. 清理 1# 和 2# 机润滑油油箱。

2. 清洗 1# 机润滑油和控制油滤油器滤芯。

······

3.5.2.3　修理和复装

修理和复装是设备维护、维修的重要环节，可以确保设备的正常运行、延长使用寿命。在进行修理和复装时，应严格遵守相关规定和流程，确保工作安全和质量。设备修理和复装应符合下列要求：

（1）设备的修理和复装应严格按照工艺要求、质量标准和技术措施进行。

（2）设备经过修理，符合工艺要求和质量标准，缺陷确已消除，经验收合格后才可进行复装。复装时应做到不损坏设备、不装错零部件及不将杂物遗留在设备内。

（3）复装的零部件应做好防锈和防腐蚀处理。

（4）设备铭牌、罩壳、标牌及因检修工作临时拆除的栏杆、平台等，在设备复装后应及时恢复。

在设备解体、检查、修理和复装的整个过程中，应有详尽的技术检验和作业记录，所有记录应做到完整、正确、简明和实用，字迹清晰，数据真实，测量分析准确。某离心泵修理和复装步骤见示例 3-2。

【示例 3-2】

某离心泵修理和复装步骤

1. 将轴套与泵轴进行装配，轴套与泵轴要有一定间隙，轴套在泵轴上能自由转动。

2. 安装叶轮的前座盘推力环并将叶轮及键安装到泵轴上。

3.安装卡盘上的轴承及轴承环，注意清除高点，将备件装到位并铆结实。

4.将转子组件轻轻装进卡盘。

5.安装后座盘推力环，将后座盘及键安装到泵轴上。

6.测量轴的窜动量，要求为 0.5～0.8 mm。测量叶轮副叶条道卡盘之间的距离，包括轴的窜动量，其值不能大于 2 mm。叶轮口环间隙值为 0.4～0.6 mm。

7.回装转子卡盘组件。要注意切勿漏装垫片和安装不完好的垫片，造成物料泄漏。

8.装配时封堵泵的进出口，以免铁质杂物进入后在泵运行时损坏叶轮。

9.回装接筒及电机，带联轴器的应上完接筒后，装上联轴器并进行打表测量联轴器和电机的同心度。测量联轴器的同轴度不得超过 $\Phi 0.1$。两联轴器端面间隙一周上最大和最小的间隙差不得超过 0.3 mm。

3.6　分部试运行及整体启动

设备检修结束后应完成运行人员技术交底、检修现场清理、安全设施恢复等工作，方可进行分部试运行。主要系统的冷（静）态验收应在分部试运行全部结束和试运行情况良好后，由环境卫生设施运行企业生产负责人主持进行，重点对检修项目完成情况和质量状况进行现场检查。整体试运行及检修竣工要符合以下条件：

（1）整体试运行在生产负责人的主持下进行，运行人员按照试运行大纲做好运行准备。

（2）在试运行期间，检修人员应协助运行人员检查设备运行状况。

（3）A 级检修完成后应组织进行带满负荷连续运行考核试验。

（4）检修后经过整体试运行和现场全面检查，确认正常后，向相关部门填报检修竣工报告，至此检修工作结束。

3.6.1　设备检修试验方案

为保证检修的质量和减少返装，在检修后期及关键环节需要进行设备检修试验，试验方案编制内容包括试验目的、试验内容、试验条件、试验方法、试验进度安排和其他重要事项。试验一般分为分部试运行、冷态试验和整体启动试验。××汽轮机控制系统检修后静态试验记录见表 3-15。

表 3-15　××汽轮机组静态试验记录

日期：　　年　月　日

序号	静态试验内容	发令人	试验人员	试验时间	是否合格	备注
1	紧急停机电磁阀（操作台）停机试验			×时×分		
2	机旁打闸停机试验			×时×分		
3	DEH 停机试验			×时×分		
4	主汽门活动试验			×时×分		
5	调速汽门动作试验			×时×分		
6	主汽门、调速汽门、抽汽速关阀严密性试验			×时×分		
7	发电机出口开关、主汽门联动试验			×时×分		
8	轴向位移试验			×时×分		
9	润滑油压低保护试验			×时×分		
10	真空低保护试验			×时×分		
11	轴瓦温度高保护试验			×时×分		
12	轴承回油温度高保护试验			×时×分		
13	轴承振动大保护试验			×时×分		
14	电动辅助油泵和事故油泵联动试验			×时×分		
15	凝结水泵联动试验			×时×分		
16	直流油泵联动试验			×时×分		
17	真空泵联动试验			×时×分		

3.6.2　检修单位牵头开展试验

设备检修试验应由检修单位牵头开展。在试验过程中应做好试验记录和数据分析工作，为后续的评估和决策提供有力支持。试验宜无负荷。

3.6.3　分部试运行过程

分部试运行应在分部试验合格、检修项目完成且质量合格、技术记录和有关资料齐全、有关设备异动报告和书面检修交底报告已交运行部门并向运行人员进行交底、检修现场清理完毕、安全设施恢复后，由运行人员主持进行。例如，垃圾焚烧发电厂按照计划对各个子系统或分部进行测试，包括但不限于焚烧炉、余热锅炉、发电机、烟气处理系统等。对于不同专业，分部试运行具体步骤不同。锅炉检修后的分部试运行见示例 3-3。

【示例 3-3】

锅炉检修后的分部试运行

以某焚烧厂中锅炉检修后的分部试运行为例。锅炉检修后，必须通过以下几个方面的分部试运行：

（一）焚烧炉系统试运行

1. 上 / 下部炉排空载运行 30 min，运行无异响，行程不低于 390 mm，炉排与中间铸件挡墙无明显变形和摩擦，运行良好，底座无松动，润滑系统良好。

2. 进料器试推 10 次，试推过程中无卡涩、摩擦等严重现象，进、退反应灵敏到位，液压油无泄漏。

……

（二）转动机械的试运行

1. 地脚螺丝牢固，对轮完好，保护罩固定；

2. 电动机接地线接好，电气绝缘合格。

……

（三）转动机械试转

1. 转动机械经过大、小修后，试转时间为 4～8 h（炉排试动不超过 30 min）。

2. 对转机进行全面检查后，通知电气值班员测量绝缘，送电；在启动转机时应当注意检查下列各项：

①指示灯红灯亮，绿灯灭；

②10 kV 高压电机如需做多次启动，应符合下列规定。

……

在此过程中注意记录测试数据，包括设备运行参数、性能指标等。对数据进行整理和分析，评估设备的运行状况和性能是否符合设计要求。基于测试数据和分析结果，找出存在的问题和潜在的故障隐患。进行必要的调整和修复，并进行复测以确保问题得到解决。

3.6.4 冷态验收

环境卫生设施分部试运行结束且试运行情况良好后，由生产负责人主持对检修项目进行冷态（静态）验收。验收的重点是对检修项目的完成情况和质量状况进行现场检查。垃圾焚烧发电厂冷态验收记录见表 3-16。

表 3-16   垃圾焚烧发电厂冷态验收记录

设备名称	
编号	
检修项目名称	×× 汽轮机大修

检修摘要 检修单位 验收意见	验收时间： 年　月　日	参加人：
	检修摘要： 一、气缸水平中分面间隙验收 修刮上、下气缸结合面，再用水平仪检测上、下气缸结合面水平度试扣上气缸，前、中气缸用 0.03 mm 塞尺刀测量不能插入，后气缸用 0.05 mm 塞尺不能插入。 二、洼窝中心验收 三、汽封 四、推力间隙验收 　　推力轴承要求：装配时推力瓦圈与推力盘的总间隙为 0.40～0.46 mm。实测推力间隙：0.40 mm 符合要求。 五、汽轮机转子与发电机找中心验收 　　对称架设两个百分表对测量联轴器轴向偏移量（开口），再架设一个百分表测量径向偏移量，每转 90° 测量一次数据并记录 4 个位置测量值，并复测一次。 　　符合技术要求		
	检修单位负责人：	检修技术负责人：

公司意见	意见：
	安全技术部负责人：
	运营部负责人：
	公司分管技术副总经理：

在冷态验收过程中，需要对每个环节进行严格检测和评估，以确定是否存在问题或隐患。如果发现问题，需要及时进行修复和改进，以确保垃圾焚烧发电厂在热态运行时能够稳定并高效地运行。

3.6.5   整体启动

整体试运前应完成冷（静）态验收、保护校验和安全检查，并应合格；设备铭牌和标识应正确齐全；设备异动报告和运行注意事项应已向运行人员交底；模板化的启动运行大纲审批完毕；运行人员及其他条件做好运行准备。

3.7 设备检修后评估

分级检修完成后，宜对主要设备和辅助设备进行检修后性能测试和评估检修后，对发生异动的设备、系统及附属设施的编号、名称、技术规程和系统图及设备台账等进行修编，并应对修编后的技术规程和系统图进行审核。检修承包方应在检修工作结束一个月内提供完整的检修竣工报告；及时组织各专业编写检修工作总结报告。专业检修工作总结报告应包含下列要求：

（1）施工组织与安全情况；

（2）检修作业指导书及工序卡应用情况；

（3）检修中消除的设备重大缺陷及采取的主要措施；

（4）设备重大改进的内容和效果；

（5）人工和费用的简要分析（包括重大检修项目、特殊检修项目人工及费用）；

（6）检修后尚存在的主要问题及准备采取的对策；

（7）试验结果简要分析。

例如，垃圾焚烧发电厂应在 A 级、B 级、C 级检修完成第一个月内进行检修后评估。垃圾焚烧炉及余热锅炉、汽轮发电机组、主变压器等主设备存在严重缺陷、长期或频繁偏离设计参数运行或运行超过 20 万 h，应结合 A 级检修对主设备及蒸汽管道、汽包、汽轮机转子叶片等部件进行寿命评估。为评估设备检修效果，一般需要对设备或系统进行性能测试，撰写检修竣工报告和检修总结报告。小型设备的评估主要以正常运行时间为主，大型设备以汽轮发电机组为例，复役后应及时对检修中的安全、质量、项目、工时、材料和备品配件、技术监督、费用、机组试运行情况等进行总结并做出技术经济评价。

3.7.1 性能测试

应进行设备检修后的性能测试。性能测试通常在环境卫生设施建造或者改造后执行。性能测试的目的是验证设备是否按照预期实现了其保证的参数和功能。性能测试主要针对设备的核心性能参数，如锅炉蒸发量及过热蒸汽压力等。

3.7.2 检修竣工报告

环境卫生设施检修方应在检修后一个月内提交检修竣工报告。例如，垃圾焚烧发电厂检修后经过整体试运和现场全面检查，确认正常后，应向当地环境卫生行政主管部门、环境保护行政主管部门、电网公司等填报检修竣工报告。垃圾焚烧发电厂检修竣工报告见表 3-17。

表 3-17　垃圾焚烧发电厂检修竣工报告

填报焚烧厂：				
填报时间：				
主设备名称	垃圾处理和发装机容量	上次检修等级和检修竣工时间	本次检修等级和实际开 / 竣工时间	备注
本次检修简要总结：				
报送：有关主管部门				
垃圾焚烧厂负责人：				
			审核人：	
			填报人：	

3.7.3　检修总结报告

组织各专业编写模板化检修总结报告。垃圾焚烧发电厂专业检修工作总结报告可参考《生活垃圾焚烧厂检修规程》（CJJ 231—2015）附录 D。垃圾焚烧发电厂检修完成后应对各类检修资料及时整理和归档；检修资料的整理应实事求是、客观准确且全面完整，并应由相关人员审核。检修工作总结报告见表 3-18。

表 3-18　检修工作总结报告

×× 年 ×× 月 ×× 日
×× 厂 ×× 专业
制造厂 ××，型式 ××
主要设计参数：
一、概况
（一）停用日数
计划：×× 年 ×× 月 ×× 日至 ×× 年 ×× 月 ×× 日，进行第 × 次 A 级、B 级、C 级检修，共计 ×× 日
实际：×× 年 ×× 月 ×× 日至 ×× 年 ×× 月 ×× 日报竣工，共计 ×× 日。
（二）人工　　　　计划：×× 工时，实际：×× 工时。
（三）检修费用　　计划：×× 万元，实际：×× 万元。
（四）运行情况　　上次检修结束至本次检修开始运行小时数 ××，备用小时数 ××。

续表

（五）检修项目完成情况
……
（六）质量验收情况
……
（七）检修工作评语
……

3.8　设备点检

　　设备点检是指环境卫生设施运维人员按照一定的标准和周期对设备设施进行检查，主要目的是准确掌握设备设施的运行状况和劣化程度，尽早发现设备故障隐患，为后续预防性检修提供分析依据，可以及时并最大限度地降低设备故障对生产带来的不利影响，降低一定的维修成本，同时及时发现设备的不安全状态，有效降低操作人员安全风险。

　　按点检的周期和内容，设备检查可分为日常点检、定期点检和精密点检。

3.8.1　日常点检

　　日常点检由运行操作人员负责，侧重于发现异常情况，包括运行状态和参数，安全保护装置，易磨损的零部件，易污染堵塞、需要经常清洗更换的零部件，经过要求调整的部件及工况异常的部件。例如，在垃圾焚烧发电厂渗滤液处理系统风机房区域日常点检过程中，该风机房主要设备有好氧曝气风机、除臭风机以及生化冷却塔等主要设备。该区域的日常点检主要工作是通过日常点检掌握各类风机、水泵等各类设备的运行状态及参数是否满足设备技术规格书要求，如水泵等转动设备的安全防护罩是否有松动或脱落、水泵的机封是否有磨损漏水、曝气风机的空气滤芯是否堵塞等。垃圾焚烧厂渗滤液处理系统日常点检清单见表 3-19。

表 3-19　垃圾焚烧发电厂渗滤液处理系统日常点检清单

序号	设备名称	点检项目	点检标准	点检周期
1	磁悬浮风机	运行	无异声	每日
		振动	轴心偏移轨传感器测量值＜2.0 V	每日
		进气温度	温度＜40℃	每日
		滤芯	滤芯阻力压差＜1.2 kPa	每日

续表

序号	设备名称	点检项目	点检标准	点检周期
2	冷却塔循环泵	运行	无异声且机封无泄漏	每日
		轴承振动	轴承振动<0.05 mm	每日
		温度	温度<65℃	每日
		油位	视镜中线	每日
3	冷却塔风机	运行	无异声且机封无泄漏	每日
		轴承振动	轴承振动<0.05 mm	每日
		温度	温度<65℃	每日
4	除臭风机	运行	无异声且机封无泄漏	每日
		轴承振动	轴承振动<0.05 mm	每日
		温度	温度<65℃	每日
		油位	油位中线	每日

3.8.2　定期点检

定期点检由检修人员负责，侧重于检测设备及零部件的劣化趋势，包括记录设备的磨损情况，发现其他异常情况，更换零部件，确定修理的部位、部件及修理时间，提出检修计划等。

设备定期点检是设备日常点检工作的延续。在垃圾焚烧发电厂定期点检过程中，设备检修人员通常会根据设备日常点检发现的问题有针对性地开展定期点检，根据该设备管理的全过程历次出现缺陷情况提出进一步保障设备稳定运行的建议，并每月制订设备下一月周期内的检修计划。

3.8.3　精密点检

精密点检由专业工程师负责，采用专用仪器装备进行，侧重于精准测量设备及零部件的劣化程度。

精密点检与日常点检、定期点检都不同，日常点检和定期点检主要依靠五感（视、听、嗅、味、触）或运用简易仪器进行设备运行状态的测量、定期检测和趋势分析。精密点检是用精密仪器和仪表对设备进行综合性测试调查，或在不解体的情况下应用诊断技术，测定设备的振动、磨损、应力、温升、电流、电压等物理量，通过对测得的数据进行分析比较，定量地确定设备的技术状况和劣化倾向程度，以判断设备修理和调整的必要性。精密点检是设备点检不可缺少的一项内容，一般由设备的主管专业工程师提出，涉及多个专业，常以技术部门或检修部门为主导开展实施。

3.8.4　设备点检"五定"

3.8.4.1　定人

定人是指确定设备检点的实施人员。例如，垃圾焚烧发电厂设备点检分为三级点检，日常点检由运行巡检人员负责，定期点检由检修人员负责，精密点检由专业工程师负责。设备点检"五定"见图3-7。

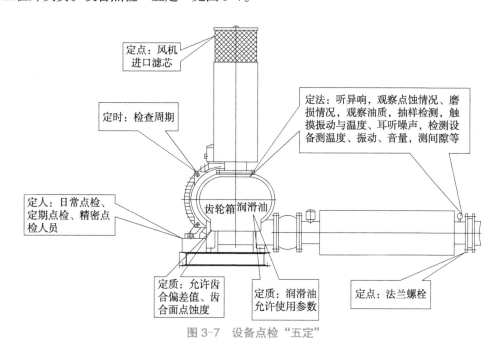

定点：风机
进口滤芯

定法：听异响，观察点蚀情况、磨损情况，观察油质，抽样检测，触摸振动与温度，耳听噪声，检测设备测温度、振动、音量，测间隙等

定时：检查周期

定人：日常点检、定期点检、精密点检人员

齿轮箱润滑油

定质：允许齿合偏差值、齿合面点蚀度

定质：润滑油允许使用参数

定点：法兰螺栓

图 3-7　设备点检"五定"

3.8.4.2　定点

定点是指确定点位部位和路线。定点包括两方面的要求，一是确定区域设备点检点位，如垃圾焚烧发电厂区域设备点检点位包括锅炉、汽轮机、电气间等。二是确定该区域点位的具体点检点位，如罗茨风机具体点检点位包括点检空气滤芯、齿轮箱、联轴器等。确定点检点位后，还应合理规划点检的路线，确保点检工作高效。

3.8.4.3　定时

定时是指确定点检周期与时间。点检周期与时间的确定一般由专业设备管理人员负责，制定时可以参考设备生产厂家提供的技术资料，并结合设备运行的实际工况以及设备历次缺陷、维护和检修的数据。重要参数的点检间隔可以短一些，其他可适当延长，如引风机的液压油油压、轴承振动等应不少于 3 d 检查一次，而机壳、油系统滤网压差等可以 1 周检查一次。当然，点检周期也应该根据具体情况的不同进行动态调整，如轴承振动上升趋势明显时，应缩短点检周期加强监视。

对于技术资料缺失或运行维护数据不足的设备点检应参照惯例先设定点检周期，根据后续点检工作的持续改进，不断提高和积累经验后每年进行修改、完善，摸索出最佳的设备点检周期。

3.8.4.4 定质

定质是设备点检"五定"中最关键的一环，是指确定每个点检部位每个参数的判断标准。例如，垃圾焚烧发电厂渗滤液处理系统磁悬浮风机点检，根据设备点检点位最后确定的磁悬浮风机点检有 4 个点位，分别是运行状况、振动、空气滤芯压差和进气口风温。针对这 4 个点检点位制定的点检标准分别是运行无异声、轴心偏移轨传感器测量值小于 2.0 V、空气滤芯压差小于 1.2 kPa 和进气温度小于 40℃。

3.8.4.5 定法

定法是指确定点检的方法，包括听、看、嗅、测等方法。

（1）听：听设备运行的声音是否正常；

（2）看：看设备外观（指示灯、仪表、防护罩、保温和油位显示）是否正常，观察腐蚀、油质情况；

（3）嗅：有无焦糊等异味；

（4）测：使用测量仪器，对温度、振动等借助精密仪器判断设备劣化程度。

3.8.5 设备点检发展

设备点检发展应关注振动分析、热成像监测、电动机电流监测、润滑油分析、水化学工况监测、声学监测及其他设备状态监测系统。

通过状态监测系统的精度传感器，可以对设备的电流、振动、温度、噪声等进行感知识别分析，掌握设备的运行参数，实时评估设备运行状态，对设备劣化分析及缺陷判断，并依据相关险情进行及时预警，与分散控制系统（DCS）、工业电视系统及声光报警机制联动，及时将报警信息通知相关人员，第一时间进行隐患排查和处理，实现对设备的点检智能化。

传统的设备点检依靠人工，数据记录可能有误，数据不具备统计功能和趋势分析。现在基于数字孪生的 AR 智能点检，现场点检人员可通过 AR 眼镜直观查看叠加于设备之上的动态化数据和相关参数，可实现设备参数可视化。现场点检人员通过后台配置的标准化工作流程进行作业，并能查看相关技术支持文档及信息等，实现标准化工作流程。远程协作现场巡点检人员如遇到不能处理的情况，可远程呼叫专家支持，让专家及时了解故障、异常管理与沉淀，实现远程协作。

3.9 设备检修可靠性管理

3.9.1 设备状态"四保持"

设备状态"四保持"是企业明确规定设备正常运行可靠性的标准和要求，包括保持设备外观整洁和无泄漏，保持设备结构完整，保持设备的性能和精度，保持设备的自动化水平。其目的是规范设备维护保养的管理程序，明确权限职责，建立详细的设备维护保养标准，使各级人员在设备运行、点检、保养和维修中，进一步提高设备的整洁、完整、性能精度和自动保护程度，确保机组安全、稳定和经济运行。汽轮机设备状态"四保持"见表 3-20。

表 3-20 汽轮机设备状态"四保持"

序号	项目	内容	标准	备注
1	保持设备外观整洁和无泄漏	文明卫生情况	无积灰、无油污、无杂物、设备见本色	
2		轴承室各部螺丝	无生锈、无渗油	
3		油档	无渗油	
4		润滑油系统	无渗油	
5		设备本体	无泄漏	
6		真空系统	无漏空气	
7	保持设备结构完整	设备铭牌	字迹清晰、齐全、牢固	
8		保温	表面无破损温度不超标	
9		化妆板	不变形，完整	
10		油漆	无脱落、变色	
11	保持设备的性能和精度	声音	无异响	
12		轴承盖振动	<0.05 mm	
13		轴振	汽轮机<130 μm、发电机<150 μm	
14		润滑油油温	35～45℃	
15	保持设备的自动化水平	自动、保护装置	全部投入正常	

3.9.1.1　保持设备外观整洁和无泄漏

设备外观整洁的保持可通过各级检修维护及控制运行环境的污染物实现。主要从保持设备外观整洁和无油污、呈现本色、各运动表面无油黑和锈蚀、设备四周清洁无积油积水、无堆积料及氧化皮、设备各类防护罩内无杂物和灰尘等方面做好整洁保持。

3.9.1.2　保持设备结构完整

结构完整重点关注设备支撑结构、围护结构、设备铭牌、标识牌、保温油漆、机械防护等附属部件。

3.9.1.3　保持设备的性能和精度

性能和精度主要指设备效率、流量、压力、热耗、温度等性能参数，主要通过维护与检修实现。

3.9.1.4　保持设备的自动化水平

自动化水平的主要内容包含参数检测、数据处理、自动控制、顺序控制、设备保护、自动投入、报警和联锁保护及其系统的完善程度等，通过自动控制系统可使相关人员对关键参数进行监视和自动调节。

3.9.2　检修外包管理

检修外包是指环境卫生设施运行企业由于本单位在维修技术条件或维修能力方面不能满足修理任务的要求，或者本单位自行修复不如外包修理单位进行修理经济核算时，往往需要将这些检修任务外包给其他有资质的单位进行。检修外包管理重点是外包企业的资质等级和安全许可，检修人员的资质等级符合安全及技术要求，现场作业的起重、电焊、架子工等特种作业人员及计量仪表检定人员应持有相应资格证书。检修外包管理应确定承包方的技术负责人和质量验收人，对项目实施全过程进行质量管理。检修人员进入生产现场前，应进行安全培训，考试合格后方可进入生产现场。开工前检修合同已签订。检修完成后宜进行后评估。检修外包管理应签安全生产管理协议，约定各自的安全生产管理职责。

垃圾焚烧发电厂检修外包一般需要以下资质：①机电工程施工总承包二级及以上资质，或电力工程施工总承包三级及以上资质。②具有电力设施承装（承修和承试）四级及以上资质。③具有省质量技术监督局或省市场监督管理局颁发的"特种设备安装改造维修许可证（锅炉）"修理A级或1级。④具有国家市场监督管理总局或省市场监督管理局颁发的"特种设备安装改造维修许可证（压力管道）"GD1或GC1级。

3.9.3 检修合同管理

检修工作各相关方均应签订书面合同，除《中华人民共和国民法典》规定的内容外，还应明确技术方案、质量标准和安全环保责任等内容。

3.9.4 备品和备件管理

3.9.4.1 建立备品和备件仓库

环境卫生设施运行企业备件库房管理包括备件入库时的检查、清洗、涂油防锈、包装、登记入账及上架存放，备件的收发，库房的清洁与安全，备件质量信息的收集等。由于企业的生产规模、管理机构的设置、生产方式、企业拥有备件的品种和数量以及地区备件供应情况的不同，备件库的组织形式也应有所不同。备品和备件仓库应具备以下基本条件：

（1）备品和备件库的结构应高于一般材料库房的标准，要求干燥、防腐蚀、通风、明亮、无灰尘和有防火设施。

（2）备件库房库应配备用于存放各种备品和备件的专用货架和一般的计量检验工具，如磅秤、卡尺、钢尺、拆箱工具等。

（3）配备手推车等简单运输工具和油盘、棉纱、机油、防锈油、电炉等防锈去污物料，备品和备件定期涂油、防锈保养。

3.9.4.2 备品和备件管理

备品和备件管理应包括备品和备件入库、备品和备件保管、备品和备件领用以及备品和备件处理4个方面。

（1）备品和备件入库应要对入库备件进行逐件核对验收，核对数量、品种、规格等；入库必须由入库人填写入库单；入库上架时应做好涂油、防锈等保养工作；要进行入库登记，挂上标签卡片，并按用途分类存放。垃圾焚烧发电厂备件入库单见表3-21。

表 3-21 垃圾焚烧发电厂备件入库单

供应商							编号		第1/1页
日期									
物料编码	物料名称	规格型号	单位	数量	单价	金额	仓库	仓位	备注
……	……	……	……	……	……	……	……	……	……
合计金额									
制单				验收			审核		

（2）备品和备件的保管要做到账、卡和物三一致，且区、架、层和号四定位，定期盘点，形成备品和备件实时库存及使用动态管理。

（3）备品和备件的领用须凭领料票据，领出备件要办理出库手续，备件领出后要及时登记和销账减卡。对于有回收利用价值的备件，要以旧换新，并制定相应的管理办法。

（4）由于设备迭代、报废或其他客观原因造成企业不需要的备件，要及时按管理要求进行报废或销售处理。

3.9.4.3　备品和备件实行以旧换新

备品和备件以旧换新是一种有效降低成本和提高资源利用率的措施。该管理规定适用于各类设备维修、维护过程中更换下来的配件及批量领用的耗材。一般要求对备品和备件出库实施以旧换新的管理规定，即领用新的备件时需要归还旧的零部件，这样可以确保旧的零部件得到及时回收和处理，避免浪费和环境污染；实施以旧换新的备品和备件包括各类设备维修及维护过程中更换下来的配件，这些配件经过修复或处理后，可以再次使用，降低采购成本；批量领用耗材要求还旧数量不低于80%。确保大部分耗材得到回收和处理，减少浪费。备品和备件以旧换新的实施步骤包括：

（1）制定详细的以旧换新管理规定和流程，明确各部门和人员的职责及权限；

（2）建立回收和处理中心，对已损备品备件进行集中修复或处理；

（3）对领用人员进行培训和教育，提高他们的环保意识和节约意识；

（4）定期对以旧换新管理规定的执行情况进行检查和评估，发现问题并及时整改。

3.10　环境卫生设施检修展望

设备状态监测技术是环境卫生设施检修技术的发展方向。当前垃圾焚烧发电厂主要通过DCS和安全仪表系统（SIS）监视设备运行状态，但这些方法对设备劣化趋势不敏感，常导致设备得不到及时维护。基于多元预测诊断的设备状态监测技术显得尤为重要。这种技术基于特征驱动的多变量时间序列分析方法，对正常运行时的各个参数进行运算并作出估计，以这种正常的状态估计作为标准，并通过分析对比设备实际监测参数与设备正常运行时的健康数据，快速地捕捉设备的劣化趋势。环境卫生设施SIS智慧信息系统见图3-8。

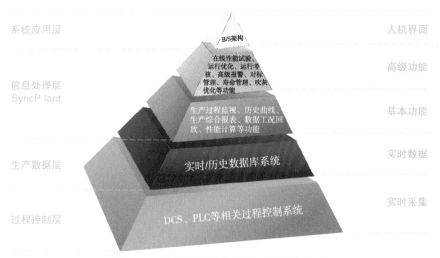

图 3-8　环境卫生设施 SIS 智慧信息系统

　　环境卫生设施设备在运行过程中会涉及多个参数，如温度、压力、流量等，这些参数的变化直接反映了设备的状态和性能。通过实时监测这些参数的变化，并将它们与历史数据进行比较，可以及时发现设备异常和故障的模式。对各种运行参数进行收集和整理，可以形成完整的时间序列数据集。基于这些数据集进行多变量分析，提取出与设备状态密切相关的特征。利用这些特征建立状态评估模型，通过比较实时数据与正常数据的相似度来评估设备的状态。如果发现异常或故障模式，系统可以及时发出预警，以便维护人员采取相应的措施进行维修和保养。除了对设备状态进行实时监测和预警外，多元预测诊断技术还可以用于设备的故障诊断和预测。通过对设备运行数据进行深入分析，可以识别出各种故障模式和趋势，从而为设备的维修和保养提供更加科学和准确的建议，有助于延长设备的使用寿命，降低维修成本，并提高设备的稳定性和可靠性。

　　总之，基于多元预测诊断的设备状态监测技术和维护提供了一种有效的解决方案。通过实时监测设备的运行参数并与标准数据进行比较，我们可以更准确地评估设备的状态和预测未来的性能变化。这种技术的应用将有助于提高设备的运行效率和使用寿命，降低维护成本，并确保环境卫生设施安全、稳定和高效地运行。

4 环境卫生设施现场管理

4.1 现场管理的核心理念

根据《企业现场管理准则》（GB/T 29590—2013），现场是提供生产和服务的场所。环境卫生设施运行企业在现场从事生产和服务活动、创造物质财富及精神财富。现场管理是运用科学的管理思想、管理方法和管理手段，对现场的各种因素［如人（操作者与管理者）、设施、设备、原材料、工艺、方法、环境、资金、能源、信息等］进行合理配置和优化组合的动态过程。现场管理是企业管理的重要环节，只有坚持"一心、二效、三节"（"一心"：以顾客为中心；"二效"：提升效率与效能；"三节"：节省时间、节约资源、优化节拍）的核心理念，各项专业管理工作才能在现场得以贯彻与落实（图 4-1）。

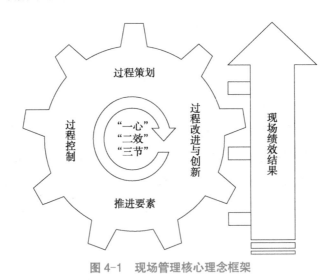

图 4-1 现场管理核心理念框架

4.1.1 以顾客为中心

现场管理是以顾客为中心，通过高效的管理活动和流程，不断增强价值创造的能力。顾客是指接受产品或服务的组织或个人。以顾客为中心是指以顾客的要求为中心，目的是从顾客的满足之中获取利润，是一种"以顾客为导向""市场导向"的经营理念。那么，怎样做到"以顾客为中心"呢？

（1）企业要充分树立"以顾客为中心"的价值观。员工要形成"以顾客为中心"的思想意识，把它作为一种常态化意识，在处理问题时能够从客户的立场出发，共同朝着企业能够生产出让客户满意的优质产品而努力。企业要让每个员工都能切身感受到产品品质与自身利益息息相关，有了品质才有竞争力，才能创造价值，受益自己。

（2）在"以顾客为中心"的思想指导下进行实践。对企业来说，针对产品要狠抓质量。抓产品质量可以从以下 3 个方面入手：①抓来料质量。在采购物料时要把好物料质量关，严格进行初次检验，生产中进行二次检验，对于质量不过关物料要求重新采购。②抓生产质量。生产过程中包括多个环节，抓生产质量就是要抓每一个环节的质量。每一个环节都要严格按照操作规程进行，严把质量关，不放松每一个细节。③做好现有资源配置。要充分利用好技术这个工具，搭配好各种物料，发挥出最佳的性能。

对企业来说，服务同样要抓质量。服务提供者对其所提供服务带来的结果能满足初始设计标准的程度即为服务质量。不同于普通的产品质量，服务质量是一种顾客的主观评价，顾客在与企业互动的过程中会对企业提供的服务产生认知，这种认知决定了企业的服务质量。服务质量作为一种重要的衡量标准，是企业能够成功应对激烈的市场竞争的关键。

从顾客需求出发，对顾客需求的目标进行分解，提供满足顾客需要的产品和服务，是"以顾客为中心"的基本要求和本质观念。"以顾客为中心"要求企业改变过去把顾客当作抽象群体的看法，而应把顾客看作具有鲜明特色的个体，站在顾客的角度全面关注顾客直接的、持久的和个性化的需求，进而制定符合顾客需求的发展战略，提高企业竞争力。

4.1.2 提升效率与效能

效率是指得到的结果和使用的资源之间的关系，是单位时间内产出的投入比。就管理科学的角度而言，提高效率的途径在于对资源进行有序分配，设立标准流程、操作规程、分工协作等规范化体系，实现管理系统的良性运作。

效能是指人在有目的和有组织的活动中所表现出来的效率和效果，是所获得的效果及效益的综合反映。提升效能，一是达到系统目标的程度更高；二是提高办事的效率；三是提高工作的能力；四是效率、效果和效益更好；五是实现目标所显示的能力更高。管理效能的提升离不开制度的优化建设和工作任务的高效率与高质量完成。打好制度基础和提高工作效率是提升管理效能最直接和最有效的手段。提升管理效能的途径与措施主要有：

（1）明确责任分工，落实落细职责；

（2）完善建章立制，形成制度化和标准化；

（3）建立和完善自主灵活的分配激励机制，提高团队动能；

（4）采取系统的人才战略，提升企业市场竞争力；

（5）提高协调能力，加强任务落实；

（6）充分发挥领导层引领示范作用，提高管理能力；

（7）弘扬企业文化，发挥激励引领作用；

（8）调整身心状态，提高工作效率；

（9）端正工作态度，保证工作质量。

4.1.3　节省时间、节约资源、优化节拍

节省时间是指节省物化劳动时间和活化劳动时间的占用和消耗，其根本要求是在尽量少的工作时间内创造出尽量丰富的物质财富。节省时间能够减轻劳动者的劳动强度并改善劳动条件，有利于整个社会经济和文化的发展，为提高全体劳动者的物质和文化生活水平创造越来越充分的物质基础。

节约资源不是简单地少用资源，而是合理并高效地利用资源。对于环境卫生设施运行企业，节约资源主要包括节约原料（包括辅助材料）、能源和水资源。节约原料，一是少用，即用更少的原料生产出相同的产品；二是提高原料利用率，即用同样的原料生产出更多和更高质量的产品。节约能源是指尽可能地减少能源消耗量，生产出与原来同样数量和质量的产品；或者是以原来同样数量的能源消耗量，生产出比原来数量更多或数量相等而质量更好的产品。以水资源为例，节约水资源是指通过行政、技术、经济等管理手段加强用水管理，调整用水结构，改进用水方式，科学、合理、有计划和有重点地用水，提高水的利用率，避免水资源浪费。节约水资源的另一个途径是开源，是指将处理后的废水污水用于生产，替代地下水、地表水等常规水资源。

生产节拍是指顺序生产两件相同产品之间的时间，表明现场生产效率的高低。优化生产节拍能够有效防止生产过剩造成的浪费和生产过迟造成的分段供应不连续等问题，有助于现场作业规律化，达到生产活动的稳定，实现高效生产。

4.2 定置管理

4.2.1 定置管理的含义

定置管理以生产现场为对象，研究生产要素中的人、物、场所状况及其之间关系。通过整理清除与现场无关的物料，将生产现场所需要的物品放在规定的位置，使形成和影响生产条件的人、机、料、法和环有机结合起来，从而实现效率提升。

定置管理是企业在现场活动中，对现场物品进行设计、组织、实施、调整等活动，使之达到最佳结合状态的一门科学管理方法。定置管理中的"定置"不是一般意义上字面理解的"把物品固定地放置"，其区别如图4-2所示。它的特定含义是：根据生产活动的目的，考虑生产活动的效率、质量等制约条件和物品自身的特殊的要求（如时间、质量、数量、流程等），划分出适当的放置场所，确定物品在场所中的放置状态，作为生产活动主体人与物品联系的信息媒介，从而有利于人和物的结合，有效地进行生产活动。

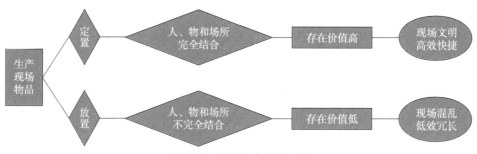

图4-2 定置与放置的区别

定置管理是科学的现场管理方法。推行定置管理工作，就是不断提高文明生产水平，通过整理、整顿、清理和清扫，把不用的东西清除掉，使需用的东西随手可得，达到生产现场管理秩序化、标准化和规范化。做到文明生产和安全生产，从而树立新的文明生产观念，破除陈旧的生产管理方式，实行以促进生产管理、提高产品质量和工作质量为主要内容的生产现场管理方法，使生产现场的人与物始终处于紧密结合的良好状态，取得更大的经济效益。简言之，定置管理工作的目的：一是提高产品质量；二是提高生产效率；三是减少事故发生。"定置管理"的实施不仅能够为企业营造一个良好的安全文化氛围，提供一条治本之路，还能在市场经济发展中为企业提供明确的文化理念指导，使企业在经济发展与安全文化、文明生产建设等方面处于一个辩证而统一的整体，从而达到相互依存、相互渗透并共同前进的目的，为企业的良好发展奠定坚实的基础。

4.2.2　现场定置

现场定置分为工厂区域定置、生产现场定置和现场中可移动物件定置三级。将定置管理融入环境卫生设施运行企业的生产现场管理，是当今企业管理的一大进步。实践证明，现场定置管理有利于改变企业面貌、促进安全生产、增强员工素质并提高企业经济效益。

4.2.2.1　工厂区域定置

工厂区域定置包括生产区的定置和生活区的定置。垃圾焚烧发电厂厂区平面图见图 4-3。

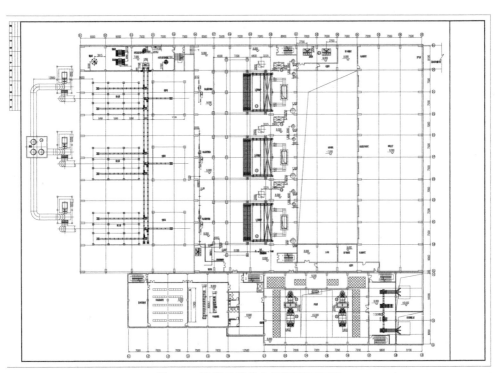

图 4-3　垃圾焚烧发电厂厂区平面图

生产区定置包括总厂、分厂（车间）和库房定置。总厂定置包括分厂（车间）界线划分、大件报废物摆放、改造厂房拆除物临时存放、垃圾区、车辆存停等；分厂（车间）定置包括工段、工位、机器设备、工作台、工具箱、更衣间等；库房定置包括货架、箱柜、贮存容器等。

4.2.2.2　生产现场定置

生产现场定置包括区域、设备工具、作业人员等的定置。

区域定置将生产现场分为 A 类区、B 类区和 C 类区。其中 A 类区放置 A 类物品，如在用的工具、夹具、量具和辅具，正在加工、交检的产品与正在装配的零部件。B 类区放置 B 类物品，如重复上场的工艺装备、辅具和运输工具，计划内的投料毛坯，待周转的半成品，待装配的外配套件及代保管的工艺装备，封存设备，车间待管入库件，待料等。C 类区放置 C 类物品，如废品、垃圾、料头、废料等。某垃圾焚烧发电厂主车间定置见图 4-4。

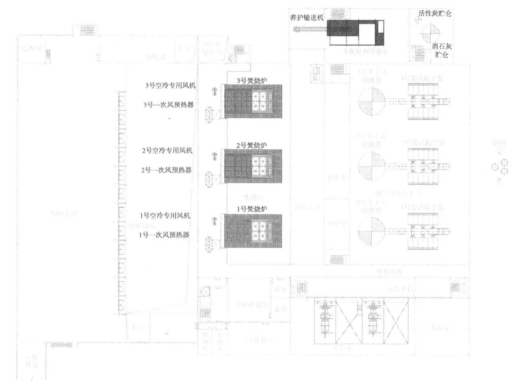

图 4-4　某垃圾焚烧发电厂主车间定置

设备工具的定置要求包括根据设备管理要求，对设备划分类型（主要设备、辅助设备和其他设备）进行分类管理；自制设备、专用工艺设备经验证合格交设备管理部门管理；按照工艺流程，将设备合理定置；对设备附件、备件、易损件和工艺装备进行合理定置，并加强管理。

作业人员实行机台（工序）定位，某台设备或工序缺员时，调整作业人员的原则为保证生产不间断。

4.2.2.3　现场中可移动物件定置

现场中可移动物件定置包括劳动对象（如原材料、半成品、在制品等）定置，工量具、文件资料等（如量具、模具、容器、工艺文件、图纸等）定置，废弃物（如废品、杂物等）定置。

4.2.3　定置原则

影响定置管理整体成效的工作是定置设计。定置设计应建立在工艺和工序分析，作业研究和动作分析的基础上，其目的是实现"定置必有图，有图必有物，有物必定区，有区必挂牌，有牌必分类，有类必定量，定量必定人，账物必一致"。具体而言，现场定置应遵循以下原则：

（1）有利于定置物的规范化、标准化和科学化；

（2）有利于促进生产和提高工作效率；

（3）有利于提高产品质量；

（4）有利于降低产品成本和提高经济效益；

（5）有利于充分利用生产场地，发挥生产能力；

（6）有利于安全生产。

4.2.4　定置图设计

4.2.4.1　定置三要素

定置图是规定生产现场各种物品放置位置的示意图，综合反映场所中人与物、人与场所和物与场所的相互关系，体现放置场所、放置方法和标识方法三要素等内容。

4.2.4.2　定置物品

根据企业运营环境不同，定置物品确认主要关注的区域为生产现场、库房、办公室。

（1）生产现场：在制品、半成品、成品、可修品、废品、工具柜、材料架、设备（机、电）、仪表、刀量具、模具、容器、运输工具（车）、原材料、元器件、废料箱、工作台、更衣柜等。

（2）库房：材料架、材料柜、运输车、办公用具、消防设施等。

（3）办公室：办公桌、工作椅（凳）、文件柜、资料柜、电话、个人用品、茶几、会议桌等。

定置物按人与物在生产过程中的结合程度分为四类：

（1）A类：人与物外部紧密结合的状态，如正在生产加工、装置、调试和交验的产品，以及在用的工量具、模具、设备、仪表等。

（2）B类：待用或待加工类，如原材料，元器件，待装配的零、部和整件，模具等。此类物品可随时转化为A类。

（3）C类：人与物处于待联系的状态，如交验完待转运入库的产品，暂时不用的模具、材料等。

（4）D类：人与物已失去联系的物品，如报废的产品、废料、垃圾等。

在定置图的设计过程中，应将现场的所有物品绘制在图上，物形为大概轮廓，物品尺寸按照比例缩小，准确记录相对位置。定置物品按照标准信息符号进行标注，并在图上加以说明。

4.2.5　划线与标识

划线应遵循定置划线标准，线条应清晰、横平竖直和完好整洁。生产现场应定期检查定置线，对不清晰和新增定置线进行描画。安全通道应平坦且畅通，无任何障碍物；人行道宽应大于等于1 m，汽车及消防车道宽应大于等于3.5 m。按照定置图对现场进行划线与标识，用颜色定区域。线型标准见表4-1。

表 4-1　线型标准

序号	名称	图例	宽度/mm	用途
1	红色实线		50	废品或危险品
				灭火器和消防栓
2	黄色实线		100	大型设备、生产工序及仓库的主通道
			50	中小型设备、次通道、中小型仓库和小型房间的主通道、货架、可移动物品和闲置物品
				一般物品区（合格品、原材料、半成品、待验品、工位器具等）
				垃圾桶和清扫工具类
			10	办公室物品以及生产场所操作台面一般物品的定位、试验室及化验室仪器等
3	黄色虚线		50	大型工作区域内部的区域以及功能不确定的区域
4	黄黑斜相间		50	警告警示区和危险区（电气盘柜、沟盖板、突出物等）

4.3　目视管理

目视管理与准时生产制密切相关，能有效地提高生产效率和生产灵活性。随着生产方式的不断改进，企业应用了各种改进的目视管理手段，如目视识别、标准公开、颜色管理等。通过目视管理，生产现场参与人员可以明确管理内容并迅速传递信息，使操作内容易于遵守和执行，同时有利于直观显现异常状态和潜在问题，起到预防管理的作用。

4.3.1　目视管理的含义

目视管理是指通过形象直观且色彩示意的不同类型的视觉感知和信息来组织现场生产或服务活动，以此提高生产效率的一种管理方式。

与其他管理方式相比，目视管理具有两个特点：一是目视管理以视觉信号显示为基本手段，让大家都能看得见；二是目视管理以公开化为基本原则，尽可能地将管理者的要求和意图直观表示，借以推动自主管理和自我控制。所以目视管理是一种以公开化和视觉显示为特征的管理方式。

目视管理的对象包括企业的全部要素，主要集中在生产现场与实务部门，如成品、半成品、物料、零配件、设备、工夹具、模具、搬运工具、货架、通道、场所、公告栏、作业人员、办公室等。目视管理在企业中的应用很多，主要有实物模型、灯号、颜色、看板、宣传栏、公告栏、标示（含记号、标记和标志）等。目视管理通过对工具、物品等运用定位、画线、挂标示牌等方法实现管理的可视化，使员工能及时发现现场的问题、异常和浪费现象，从而能及时解决或预防存在的问题。

4.3.2　目视识别

目视识别是目视管理的一种重要方法。目视识别的应用范围有人员、物料、设备等，主要通过相应标志的使用来进行的。目视识别有两点注意事项：企业（部门）内部的识别手法要统一，事先要向所有人员说明识别的具体情况；标志的粘贴位置要牢固，不能轻易撕开。

4.3.2.1　人员目视识别

人员目视识别主要针对企业员工进行的，其目的是便于合理且有效地管理员工。现场有工种、职务资格及熟练员工识别等几种类型，一般通过衣服和安全帽的颜色、肩章、襟章及醒目的标志牌来区分。

一般而言，人员目视识别的项目主要如下：

（1）人员组织结构的识别；

（2）内部员工与外人的识别；

（3）熟练工与非熟练工的识别；

（4）职务与资格的识别；

（5）不同职位（工种）的识别。

人员识别应当尽量简单、高效，不应太过复杂。同时人员识别应当尽量淡化上下层级关系，以避免员工产生不平衡心理。具体可通过以下几种方法来实行：

（1）人员组织结构应以组织结构图的方式呈现；

（2）内部员工与来访人员的识别主要是通过内部员工佩戴的证件（如厂牌等）进行区分，来访人员佩戴来访证等证件；

（3）熟练工与非熟练工的识别主要通过着装展示看板来实现；

（4）不同职位（工种）的人员主要通过服装的颜色来进行区分，如白色衣服为办公室人员，蓝色衣服为生产员工，红色衣服为维修人员；

（5）职务与资格识别可以通过资格认证看板或肩章佩戴来进行，如无肩章为普通员工，一星为组长，二星为班长，三星为主管，四星为部门经理；

（6）不同职位（工种）可以用明确的岗位职责进行区分。

4.3.2.2　物料目视识别

目视识别中最容易出差错的工作之一就是物料目视识别。如果这项工作出现疏忽，就会出现合格品与不合格品相互混淆、误用其他物料、数量不对等问题，进而影响生产。并且，物料的使用直接关系着生产的质量问题，为了防止领错、发错物料等情况发生，做好物料的目视识别至关重要。

物料目视识别的主要内容如下：

（1）品名、编号、数量、来历、状态的识别；

（2）合格品与不合格品的识别；

（3）保管条件的识别。

物料的目视识别可通过以下几种方法来实现：

（1）在外包装或实物本身，用文字或带颜色的标贴纸来识别，如不合格品可贴上标贴纸，废料桶上标明"废料桶"等字样。

（2）采用托载工具识别，如用红色的箱子、托盒、托架、台车等装载不合格品，用绿色和黑色的工具装载合格品。

（3）在物料的"合格证"上做标记或注明，如将变更和追加的信息添注在"合格证"上。

4.3.2.3　设施设备目视识别

设施设备目视识别的项目有名称、管理编号、精度校正、操作人员、维护人员、运行状况、设备位置、安全逃生装置、生命急救装置和操作流程示意。

常见的设施设备识别方法通常有以下几种：

（1）在设备显眼处悬挂或粘贴标志牌，注明设备的编号、名称等。设备标志牌见表 4-2。

表 4-2　设备标志牌

设备名称			规格型号	
设备类别	□固定资产　　□流动资产		资产编号	
	□特种设备		登记证编号	
设备级别	□公司级重点设备	□单位级重点设备		□一般设备
设备状态	□完好设备	□封存设备		□报废设备
所属单位			维保责任人	
所属班组			维修责任人	

（2）对粉尘、湿度、静电、噪声、振动、光线等环境条件要求特殊的设施设备，可为其设置专用场地，必要时可用透明胶帘将其围起来，并作醒目警告提示。

（3）设置颜色鲜艳的隔离装置，对于仅凭警告标志还不足以阻止危险发生的场所，最好的办法就是将其隔离，若无法隔离，则应设紧急停止装置，以保证作业人员的人身安全。

（4）痕迹留底识别：修理人员在维修设备时，要将痕迹留底，以便维护完成后能将原件迅速且准确地复位。

4.3.3　标准公开

规章制度与工作标准公开，成果是公布岗位职责与操作规程。为维护统一的组织和严格的纪律，提高劳动生产率，实现安全文明生产，凡是与现场工人密切相关的规章制度、标准、定额等，都需要公开；与岗位工人有直接关系的应分别标示在岗位上，如岗位责任制、操作程序图、工艺卡片等，并要始终保持完整、正确和洁净。垃圾焚烧发电厂锅炉操作组长岗位职责见示例 4-1。

【示例 4-1】

垃圾焚烧发电厂锅炉操作组长岗位职责

一、严格遵守公司各项规章制度和运行操作规程，正确执行值长的各项指令。

二、熟练掌握锅炉系统工艺流程和操作规程，具备相关专业能力并取得相应资质证书。

三、负责正确执行工作票和操作票内容，严格执行交接班制度、设备定期切换试验制度和巡回检查制度。

四、负责对出现异常情况和事故时采取处理措施并汇报值长，服从指挥调度。

五、负责指导巡检员做好设备的运行监视和巡回检查工作，组织完成锅炉各系统设备的启、停以及正常调整操作。

六、负责处理锅炉各系统及附属设备的运行故障，进行缺陷发现及验收工作，负责责任辖区内的设备卫生。

七、参与公司和部门组织的事故应急演练，具备必要的应急救援能力。

八、积极参与安全环保和技术培训，具备风险辨识能力，掌握应急处置方法。

九、熟知本岗位存在的职业病危害因素，按要求做好个人职业健康防护措施。

十、接受并完成上级领导交办的其他工作。

标准公开的内容还包括环境卫生设施运行企业的规章制度、生产工艺文件、现场作业流程规范、检验规范标准、测量方法规范及各项安检表格等。企业应该以岗位责任制为核心，逐步建立健全各项工作定额、标准、原始记录、生产日记和班组统计资料，使现场工作达到标准化、规范化和制度化的要求。把现场管理工作的每一个环节、每一项工作量都制作成书面化文件，作为目视管理的工具，使每位员工明白当班任务、标准和效果，使现场每一项工作、每一个问题和每一位工人都处于有序的管理状态，形成环环相扣的责任链，从而保证现场生产及管理工作的有序性和高效性。

4.3.4　目标公开

生产计划与生产进度图表化，成果是实时更新公布生产任务作战图。凡是需要工作人员共同完成的任务都应公开。计划指标要定期层层分解，落实到车间、班组和个人，并列表张贴在墙上；实际完成情况也要按期公布，并用图表示，使大家看出各项计划指标完成中出现的问题和发展的趋势，以促进集体和个人按质、按量、按期地完成各自的任务。生产运营计划及进度见表4-3。

表 4-3　生产运营计划及进度

指标名称	单位	×× 月			×× 年度		
		计划值	完成值	完成率 /%	本年度累计值	全年计划	年计划进度 /%
垃圾入场量	t						
垃圾焚烧量	t						
发电量	万 kW · h/t						

续表

指标名称	单位	××月			××年度		
		计划值	完成值	完成率/%	本年度累计值	全年计划	年计划进度/%
吨垃圾发电量	kW·h/t						
上网电量	万kW·h/t						
吨垃圾上网电量	kW·h/t						
综合厂用电率	%						

4.3.5　视觉显示

视觉显示是根据物品的色彩来判断物品的属性和使用状态的一种管理手法，它利用人对颜色的敏感性进行分类层别管理，有助于调节工作场所的气氛，消除单调感。视觉显示与定置管理相结合，可以实现视觉显示信息标准化。成果是将各种区域、通道、辅助器具涂上标志颜色。

在视觉显示中，常用的颜色主要有红色、蓝色、绿色、白色及黄色，其意义各不相同：

（1）红色：表示停止、防火、危险、紧急，如灭火器及其箱子一般用红色标示；

（2）蓝色：表示诱导，如职业危害警示标志；

（3）绿色：表示安全、进行中或急救；

（4）白色：作为辅助色，用于文字箭头记号；

（5）黄色：表示注意，如楼梯扶手一般使用黄色。

视觉显示在现场管理中还有非常广泛的应用，其范围具体如下：

（1）员工职能状况，如不同职能的员工穿戴不同颜色的工作服等；

（2）企业实行考勤打卡制度，员工在上班前到达时间显示为绿色，迟到则显示为红色，以便于管理者了解出勤状况；

（3）设备管理，尤其是一些管道设备，用不同颜色可以标示其不同用途；

（4）档案管理，如不同类别的档案用不同颜色标示；

（5）进度管理，企业可以将生产进度以图表的形式展示出来，不同的进度用不同的颜色表示，如已完成生产用黄色，未完成生产用绿色；

（6）品质控制，如对合格品与不合格品使用不同颜色的标志牌；

（7）物料管理，视觉显示还可用于物料的先进先出管理，不同时间入库的物料用不同颜色标示。

4.3.6 看板显示

看板是现场目视管理的工具，其特点是醒目和使用方便。看板显示是一种将所有项目或信息通过各类看板展示出来，使管理状况一目了然的管理方法，对提高工作效率具有重要意义。在现场管理活动中，看板有多种形式和类型。生产管理看板类型见表 4-4。

表 4-4 生产管理看板类型

类型	内容	使用目的	使用技巧
指示管理看板	现场管理者借助管理看板，使作业者明晰当天的作业内容或优先顺序	分配个人所在设备的工作	1. 确认当日的作业项目与顺序，并将其作业指示列出来； 2. 尽可能分配时间
交期管理看板	进行事前的追踪，了解每次安排的交期	加强交期点的管理，制定防止误期的对策	1. 了解入库预定期的预定日与实际日； 2. 制程进行途中，标示模具、原物料配件等交期预定日与实际日
进度管理看板	借此掌握有关生产计划进度，了解加班或交期变更的必要性	把握并调整生产的延误状况和用于交期的决定	1. 集中在管理制程； 2. 标示各制程的着手预定期； 3. 了解当日状况

环境卫生设施运行企业使用的看板要根据实际情形设置，要便于日常生产作业的顺利进行，当生产中出现次品或有临时任务或临时加班时可以使用临时看板进行通知。与其他类型的看板不同，临时看板主要是为了完成非计划内的生产、设备维护等任务，因而灵活性比较大，用完即行收回。

看板制作是实施看板显示的重要环节，看板制作的优劣直接影响看板管理工作的效果。一般而言，制作看板需要遵循以下注意事项：

（1）容易识别。看板是目视管理的工具，编制的看板按产品、用途、种类、存放场所等项目用不同的颜色或标志标示出来，使其正反面都能轻易识别。

（2）便于制作。在实施看板显示的过程中，看板用量较大，因此企业在编制看板时要注意材质的选择，使其方便制作。

（3）容易处理。编制的看板在应用的过程中，应该便于保管和管理，同时还应便于应用后的处理。

（4）同实物相适应。在实施看板显示中，看板要随零部件一起传送，编制的看板应采用插入或悬挂等形式,以便于运行。

（5）坚固耐用。看板在整个运行过程中,要与实物一起在现场传递运送,因而所编制的看板应该耐油污及磨损,尤其是循环使用的看板,更要坚固耐用。

4.3.7 五五码放

物品码放和运送数量标准化,衡量标准是坚持五五码放,即按不同品种、规格和形状,以五为基数进行堆垛。五五码放亦称"五五化堆垛""仓库管理五五化"。物资按不同品种、规格和形状,以五为基数进行堆垛,既便于盘点和发放,又整洁美观,可以提高工作效率并充分利用工作现场容积。五五码放的主要形式有:平行五（平放五件）、直立五（直叠五件）、梅花五（五件环形排列）、三二五（两件顶三件或两件压三件）、一四五（一件顶四件）、平方五（长、阔各为五件）、立方五（长、阔各为五件）及行列五、重叠五、压缝五、纵横五等形式。五五码放见图4-5。

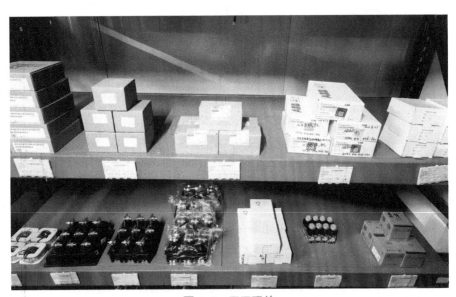

图4-5 五五码放

4.3.8 人员统一着装

统一现场人员着装与挂牌,包括工装、襟章与安全帽管理。从员工的衣着和佩戴开始,全面实施目视化管理,即员工的安全帽实施统一的色彩分配,员工的工作服实施符合安全环保职业健康管理体系的统一荧光带式工作服,员工所佩戴胸卡实施统一的具有员工姓名、工种和类别的卡片。人员统一着装如图4-6所示。

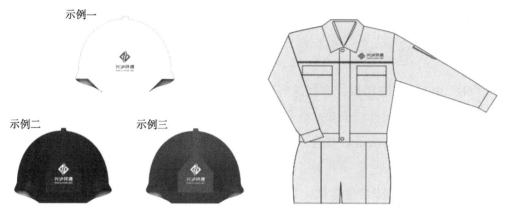

图 4-6　人员统一着装（安全帽与劳保服）

4.3.9　荣誉标识

荣誉标识即挂出工法牌、专家牌与荣誉牌。构建荣誉体系是以人为本的管理理念的体现，授予荣誉是满足人才内在需求的重要手段，其目的不仅是表彰人物的杰出贡献和先进事迹，更是通过对荣誉获得者及其功绩进行表彰，在企业弘扬正气，树立榜样，发挥正确的价值导向作用和精神引领作用，具有重要意义。某企业荣誉墙如图 4-7 所示。

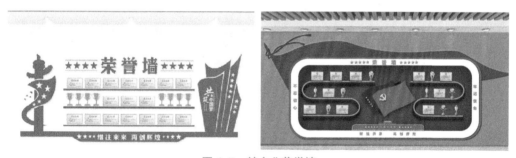

图 4-7　某企业荣誉墙

4.4　"6S" 管理

"6S" 管理是一种旨在优化工作环境和管理实践，提高效率、质量和安全性的管理工具，由 6 个关键部分（整理、整顿、清扫、清洁、素养、安全）构成。

随着《中国制造 2025》及 "工业 4.0" 的提出，将强化生产现场的人、机、料、法、环和测六要素的管控。"6S" 管理作为生产现场管理的基础，不但能够帮助企业做到环境干净整洁，人、设备和物料运转有序，而且可以根据生产运作规律优化生产作业系统，实现生产的"高效率、零浪费、精益化"。

4.4.1 "6S"的含义

"6S"由6个要素组成，掌握这些要素可以更好地开展"6S"管理。"6S"要素构成说明见表4-5。6个构成要素彼此关联，其中整理、整顿和清扫是进行日常"6S"活动的具体内容；清洁是对整理、整顿、清扫工作的规范化和制度化管理；素养要求员工培养自律精神，形成开展"6S"活动的良好习惯；安全则强调在开展前5项活动的基础上，实现安全化作业。

表 4-5 "6S"要素构成说明

构成要素	说明	概括
整理	区分必需品和非必需品，定期处置非必需品	要与不要，一留一弃
整顿	定位必需品，明确数量并准备标示，缩短寻找时间	合理布局，省时省力
清扫	保持岗位无垃圾、无灰尘和干净整洁	清除垃圾，美化环境
清洁	将整理、整顿和清扫进行到底，维持前"3S"成果，并制度化和标准化	形成制度，贯彻到底
素养	培养遵守规章制度与积极向上的工作习惯，形成文明作业和团队精神	养成习惯，贯彻到底
安全	清除事故隐患，保障员工人身安全，保证生产正常运行	规范操作，安全第一

4.4.2 整理

整理是指区分需要与不需要的事和物，再对不需要的事和物加以处理。整理是改善生产现场的第一步，是推行后续"6S"管理基础，其对象主要是现场被占用而无效用的"空间"。整理的工作内容见表4-6。

表 4-6 整理的工作内容

内容	作用	效果
腾出空间	增加作业和仓储面积	节约资金
清除杂物	使通道顺畅和安全	保障安全
进行分类	缩短寻找时间	提高效率
归类放置	防止误用	确保品质

推行整理工作就是将现场摆放的物品清理出来并进行分类，然后按照基准区分物品的使用等级，进而决定是否需要该物品。在整理中有3个非常重要的基准：必要品与非必要品的判别及处理、明确场所的基准、废弃物处理的准则。

（1）必要品与非必要品的判别及处理

必要品是指必须使用的物品。非必要品则可以分为两种：

1）使用周期较长的物品：一个月、三个月甚至半年才使用一次的物品，如样品、图纸、零配件等。

2）对目前的生产或工作无任何作用的及需要报废的物品，如过期的图纸、样品等。

在生产现场或办公场所，常依据物品使用频率来对"必要"与"非必要"物品进行分类。必要品和非必要品的区分及处理方法见表4-7。

表4-7 必要品与非必要品的区分及处理方法

类别	使用频率		处理方法	备注
必要品	每小时		放在工作台上或随身携带	—
	每天		现场存放（工作台附近）	—
	每周		现场存放	—
非必要品	每个月		仓库储存	—
	三个月		仓库储存	定期检查
	半年		仓库储存	定期检查
	一年		仓库储存（封存）	定期检查
	两年		仓库储存（封存）	定期检查
	未定	需要	仓库储存	定期检查
		不需要	变卖/废弃	定期清理
	不能用		变卖/废弃	立刻废弃

（2）明确场所的基准

场所的基准是指在什么地方放置"要"与"不要"的物品，可以根据物品的使用次数和使用频率来判断物品应该放在什么地方较为合适。明确场所需要按照专业的基准表来进行（表4-8）。

表4-8 整理基准表

使用次数	判断基准
每小时用到的物品	放在工作台或者随身携带
每天用到的物品	放在工作台
三天用到的物品	放在中控现场储物柜
每周用到的物品	放在生产现场点检柜

续表

使用次数	判断基准
每个月用到的物品	仓库储存
一年用到的物品	仓库封存

（3）废弃物处理的准则

环境卫生设施运行企业和个人是无法避免工作失误及市场变化等因素的，故"不要物"的产生是必然的。对于"不要物"进行废弃处理，通常要按照两个原则来实施：区分申请部门与判定部门；由统一的部门来处理"不要物"。

在推行整理工作的过程中，需要强调的是，应注重物品的使用价值，而不是其购买价值。如果企业在长时间内没有使用某物品，即使其原购买价格再高也应该被及时处理。无用品过多的堆积，既不利于现场的规范和整洁，还需要付出高昂的储存费用。

除此之外，还可以通过定点摄影对现场进行前后对照，并在不同部门进行横向比较，督促各部门针对生产现场脏、乱、差等不良状况做出整改措施，从而保证生产现场的工作效率与安全。例如，垃圾焚烧发电厂在推行"6S"管理时，可以通过定点摄影将每个部门最脏、最乱和最差的地方找出来。采用定点摄影的手段来对比实施"6S"管理前后的变化，用红牌作战的方法对问题加以改进。通过推行"6S"管理，现场物品摆放井然有序，事事有人负责，员工都能以高度的热情投入工作中，对其他各项工作的开展也可以产生积极的促进作用。

4.4.3　整顿

经过整理后留下的物品是否合理，是否按照标准行动，有没有达到目视化管理，这是整顿阶段要关注的主要内容。整顿是将必需品放置在任何人都能立即拿取的位置，最大限度地缩短寻找和放回时间，其本质在于"任何人一看就能掌握"和"无论何时都能保持秩序化"。整顿的工作内容见表4-9。

表4-9　整顿的工作内容

项目	作用	效果
场所	区域划分明确	一目了然
方法	放置方法明确	便于拿取
标识	避免、减少差错	提高效率

其中，做好"标识"工作就是在践行整顿活动中很重要的"三定"原则，即对

现场人、事及物的管理能否做到定品、定位和定量。"三定"原则见图4-8。

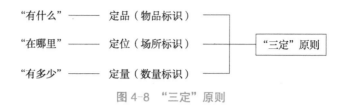

图4-8 "三定"原则

①定品是指确定物体标识,目的是便于物品的取用。

②定位是指确定物品具体的存在位置,目的是明确物体存放的固定位置,培养物归原位的好习惯。

③定量是指确定物品的数量,目的是通过标识安全库存量,对数量不够的物品及时补充。

整顿的范围广且内容多,可以按照以下步骤推行。

(1)科学展开区域与区位规划

区域规划是一个企业的平面布局,包括工序流程设计、机台布置、物流动向规划、人流动向规划和物品存放区域规划。区域规划完成后,就需要着手开展区位规划,具体包括以下内容。

①大区域用大写的英文字母来表示,如A、B、C、D等。

②区位用阿拉伯数字来表示,如1、2、3、4等。

A1、A2、A3、A4等表示相同类别、不同性质或规格的物品,应在同一个大区域里面的不同区位进行存放;A1和B1表示不同类别的两种物品,应在两个不同区域进行存放。

(2)物品分类

整顿时要根据物品各自的特征进行分类,将具有相同特征或相似特征的物品划分为同一个类别,并制定标准与规范,确定物品的名称并做好物品名称的标识。

(3)决定物品的放置方法及定位放置

明确物品的放置方法是整顿工作中的重要内容,一般物品放置在置物架上、箱子里、篮筐里、袋子里或悬挂放置。决定放置方法时要考虑物品的用途、功能、形态、大小、重量、使用频率等因素,尤其要注意取用和放置的方便性。

(4)标识统一

机器、物品的标识实质是一张小看板,看似简单,其实非常讲究。因为工厂需要标示的物品和机器数量较多,如果没有统一的标识标准,时间久了会让人心烦意乱。故在进行整顿前要对标识进行统一规定,以免事后发现问题再进行修正,增加费用与时间成本。例如，垃圾焚烧发电厂对于张贴的标志牌制作了规格尺寸、材质、颜色等方面的统一标准，如表 4-10 所示。

表 4-10 某垃圾焚烧发电厂标志牌制作管理标准

类型	名称	规格尺寸 /mm	材质	颜色
常规标志牌	网络图	1 200 × 2 400	铝塑板	白底色
			PVC 板	
	工（库）房定置图	1 200 × 800	亚克力板	蓝底色
			PVC 板	
		800 × 600	亚克力板	
			PVC 板	
	工房、办公室定置图	420 × 280（A3）	亚克力板	
			PVC 板	
	办公室定置图	297 × 210（A4）	亚克力板	
			PVC 板	
	工（库）房标志牌	500 × 370	亚克力板	白底蓝字
		500 × 370	PVC 板	
		500 × 370	不锈钢	
	通行标志牌	480 × 360	不锈钢	白底色
			亚克力板	
			PVC 板	
	各类区域标志牌	285 × 115	亚克力板	白底色
			PVC 板	
	存量标志牌	285 × 230	亚克力板	白底色
			PVC 板	
	电器开关标志牌	80 × 60	亚克力板	白底色
			PVC 板	
	绿化区域标志牌	400 × 300 × 700	镀锌钢板	蓝底白字
	宣传牌	1 200 × 2 000	按《公司企业文化手册》要求制作	由相关部门确定颜色
		2 000 × 2 500		
	精益管理看板	900 × 1 300	铝塑板	白底色
			PVC 板	
		1 200 × 2 400	铝塑板	
			PVC 板	

类型	名称	规格尺寸 /mm	材质	颜色
常规标志牌	责任制度操作规程牌	500×800	铝塑板	标题黑体红色字 30 mm，白底或浅色图案黑字，整体居中
			PVC 板	
	除静电标识牌	200×150	亚克力板	白底色
设备标志牌	生产线设备标志牌	105×148	PVC 板、不干胶	白底黑字
	润滑标示（注油点）	50×35	不干胶	红色、黄色、绿色
	阀门常开标志牌	65×20	PVC 板	开启：绿底白字
	阀门常闭标志牌			关闭：红底白字
	设备状态运行标志牌	200×150	PVC 板	绿底黑字
	设备状态停止标志牌			黄底黑字
	设备状态备用标志牌			蓝底黑字
	设备状态故障标志牌			红底黑字
	设备状态检修标志牌			白底红字
	设备状态封存标志牌			灰底蓝字
	配电警告标志	—	—	黄色
	配电箱、柜、板来电标志牌	7×3	塑料	白底红字
安全标志牌	安全风险告知牌	1 800×1 060	不锈钢	相关部门负责确定尺寸、材质、颜色等
	安全标志	150×200	1 mm 厚铝板 + 反光膜	
	（Ⅰ、Ⅱ、Ⅲ）级危险点标志牌	300×400	—	
	工（库）房定员定量标志牌	600×400	—	
	岗位定员定量标志牌	300×200	—	
	作业场所安全警示标志牌	600×400	—	
	重大危险源告知牌	1 800×1 060	不锈钢	
	职业病危害告知卡	600×400	1 mm 厚铝板 + 反光膜	
	有限空间作业安全告知牌	600×400		
消防标志牌	消防栓和消防雨淋	—	—	红色
	灭火器标志牌	220×100	PVC 板	红底白字

4.4.4 清扫

清扫是清除现场不需要的物品及脏污，使设备保养良好，保持工作现场干净整洁，无垃圾及灰尘。

清扫本身就是日常工作的一部分，是所有工作岗位都会存在的内容。现场影响作业人员工作情绪和工作效率的东西都可以被当作清扫的对象。清扫是三点式的清扫，分别是扫黑、扫漏和扫怪。

（1）扫黑——扫除垃圾、灰尘、纸屑、蜘蛛网等。

（2）扫漏——扫除漏水、漏油、漏气、漏处理等问题。

（3）扫怪——扫除异常的声音、温度、振动等。

推行管理要着重以下几项关键活动：

（1）建立清扫基准。建立包括清扫对象、要点、方法、工具、要求、周期、时间和负责人在内的清扫标准，并建立清扫后的检查标准。某垃圾焚烧发电厂清扫工作规范见表 4-11。

表 4-11   某垃圾焚烧发电厂清扫工作规范

序号	工作内容	周期	责任人
1	各岗位控制室物品规范摆放，中控室的安全帽整齐放置在帽架上，帽檐统一向上；操作台上不允许摆放与生产无关的物品；水杯统一放在柜内	每日 1 次	当值班长
2	中控室、交接班室、控制室地面、门窗、吊顶等卫生	每日 1 次	维护单位和运行人员
3	烟气净化间 0 m、锅炉房 8 m 和 14 m 层、汽机房 0 m 和 8 m 层卫生房间及设备	每日 1 次	维护单位和运行人员
4	飞灰养护间、飞灰螯合区域房间及设备	每日 1 次	维护单位和运行人员
5	炉渣间、皮带区域、出渣机区域、渗滤液收集斗区域房间及设备	每班 1 次	当值班长
6	锅炉房 5 楼、尿素制备间、汽机夹层房间及设备	每 3 天 1 次	维护单位和运行人员
7	渗滤液收集系统；廊道滤网和收集池漂浮物打捞	每周 1 次	维护单位和运行人员
8	斗提机区域、油脂油品库房、综合水泵房、生活污水处理站、渗滤液处理站各区域、制水系统各区域、燃油库区域、烟气净化系统房间及设备	每周 1 次	维护单位和运行人员
9	工业水池漂浮物处理、栏杆和一体化净水器表面卫生	每月 2 次	维护单位和运行人员
10	锅炉、布袋除尘器和喷雾塔	每 2 个月 1 次	维护单位和运行人员

（2）建立清扫责任区。对现场区域（室内外）进行责任区划分，做到每个区域都有人负责，每个人都有负责区域。各责任区应尽可能细化，做到"物物有人管，人人都管物"。必要时公共区域还可采取轮值的方式进行清扫。

（3）执行例行清扫和清理脏污。规定例行扫除的内容，每日和每周的清扫时间和内容。清扫应细心，过程中发现不良之处应加以改善，工具用完应进行清洁并归位。

（4）调查污染源并予以杜绝。脏污是一切异常与不良运转的根源。例如，电路板上的脏污是短路和断路的主要原因；设备上的金属粉末、脏污和铁锈会降低设备的性能和使用寿命；加工削油的流淌，会造成马达过热甚至被烧坏。应及时调查脏污的源头，明确污染的对象及形态，并调查其发生部位、发生量和影响程度，最后采取合适对策。

（5）改善污染源。在垃圾焚烧发电厂中，主要的污染源有三大类：大气污染源、噪声污染源和恶臭污染源。垃圾焚烧发电厂主要污染源见表 4-12。

表 4-12　垃圾焚烧发电厂主要污染源

污染源类型	具体污染物 / 声源
大气污染源	PM_{10}
	$PM_{2.5}$
	HCl
	SO_2
	NO_x
	CO
	颗粒物
	Hg
	镉 + 铊
	锑、砷、铅、铬、钴、铜、锰、镍
	二噁英
	氟化物
噪声污染源	主厂房：一次风机、二次风机、引风机、玻璃钢防爆轴流风机、余热锅炉和给水泵
	汽机房：汽轮机和发电机
恶臭污染源	NH_3
	H_2S

对于污染源一般用杜绝式和收集式两种方式进行改善。污染源改善方式见表 4-13。

表 4-13　污染源改善方式

对策构想	采用方式
杜绝式	1. 制造设计，使制造加工过程不产生粉尘、脏污等； 2. 滴漏防止，采用封套式和密闭式； 3. 设备维修，设备零部件松动或损坏的修理； 4. 跌落防止，改善搬运方法，加固搬运方式
收集式	1. 收集容器、流槽的形状和大小； 2. 收集污染的能力； 3. 收集污染的整体结构系统； 4. 收集后的清洗和处理

作为清扫活动的重要操作方法，形迹管理是指将物品的投影形状在保管器具或墙面上描画出来，按其投影的形状绘图或采用嵌入凹模等方法进行定位标识，使其易于取用或归位。例如，工具、夹具等可按使用状况，在机器设备旁或墙壁上按其投影的形状绘图；灭火器、垃圾箱、扫把等物品可以在地面上、墙壁上等位置按其投影的形状绘图。形迹管理工具定位标识见图 4-9。

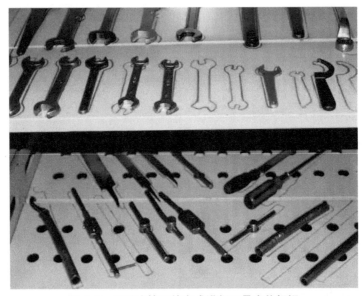

图 4-9　以形迹管理的方式进行工具定位标识

形迹管理的目的是缩短寻找时间，加强物品管理，提高工作效率。其使用的材料有广告纸、橡胶（或硅胶）台垫、海绵、泡沫等；载体包括工具箱、工具车、工具（零件）柜/架等。

总体来说，不能简单地把清扫看作打扫，更不能认为清扫只是保洁工作人员的事情。操作人员实时进行清扫检查才能及时发现和解决隐患，防止事故发生，减少不必要的损失。

4.4.5 清洁

清洁是维护整理、整顿和清扫的工作成果，将其标准化、持久化和制度化的过程。简单地把某地或某物打扫干净只是清扫，清洁的要求是不需要整理也整洁如新，不需要整顿也井然有序，不需要清扫也干净无尘。清洁的目的是通过制度化维持成果。整理、整顿和清洁三步完成后，可以形成清洁明亮的工作环境，动员全员参加上述活动，使员工明白各自的工作职责，在此基础上将大家认可的工作和应保持的状态汇集成专门的规程手册。清扫清洁示意见图 4-10。

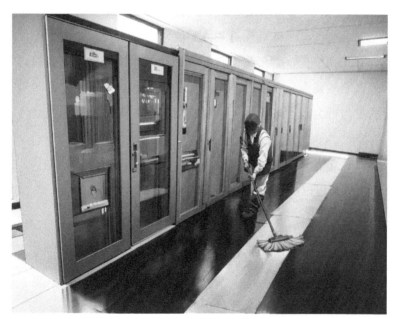

图 4-10　清扫清洁示意

可以从以下几点措施推行清洁活动：

（1）实施标准化，制定专门的标准及手册

①标准、手册内容明确，便于实施；

②制定工作现场的清扫程序和方法，明确清扫后的状态；

③确立区域和画线的原则；

④明确设备的清扫、检查程序和完成后的状态；

⑤明确设备的动力、传动、润滑、油压、气压等部分清扫和检查的程序及完成后的状态；

⑥明确清扫计划、清扫责任人及日常的检查。

（2）检查评比，持续改进

坚持日常自检和定期组织检查，检查现场的清洁状态和现场标志是否适宜高效作业，以及是否文实相符。

4.4.6 素养

素养是指将身体力行的行为持之以恒，遵守既定规则，逐渐形成良好的习惯，目的是提升员工素养，实现员工的自我规范，使员工自愿实施整理、整顿、清洁、素养和安全活动，高标准维护现场环境的整洁、安全和美观。素养是"6S"管理的核心。

"6S"管理素养的推行基础在于让员工学习企业的规章制度，并能理解规章制度，努力遵守规章制度；企业高层管理人员必须身体力行，企业一般员工必须努力自律；企业具有互相信任、管理公开化与透明化的氛围，勇于自我检讨与反省。推行"6S"管理素养的要点包括：①制定相关的规章制度；②制定共同遵守的有关规则；③制定礼仪与行为规范守则；④规则文化等的教育培训；⑤推动各种精神提升活动；⑥持续推动"6S"直至习惯化。

在垃圾焚烧发电厂中，晨会是上班后的第一项重要工作（图4-11），通过晨会进行"6S"管理培训，可以提升人员工作状态，总结部署工作。

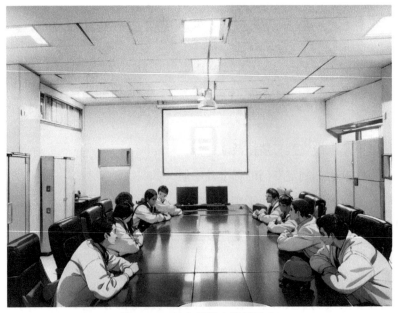

图 4-11　某车间正在开展晨会

4.4.7 安全

安全是贯彻安全第一和预防为主的方针，消除事故隐患，落实工作场所的安全保障措施，目的是保证员工的人身安全、设施安全、产品和服务安全。环境卫生设施运行企业在运营过程中，要做到清除安全隐患、预防安全事故、保障员工的人身安全、保证生产的连续性、减少安全事故造成的各类损失、并逐步形成企业安全文化。推行安全活动可以从以下几点出发：

（1）预防管理

安全要以预防为主，从根源上解决问题才能消除危险及危害。预防管理是指企业在某个项目运行之前，查阅信息资料，预测运行过程中可能出现的状况，并针对这些问题加以分析，以达到避免或事先提供解决方案的目的。管理者通过预防管理，可以对未来可能出现的问题进行分析，并且在行动之前拟定解决方案，一旦出现问题就可以依据事先拟定好的方案进行解决，从而为企业减少损失。

以垃圾焚烧发电厂为例，各作业单元系统的安全风险辨识与分级管控清单见表 4-14。

表 4-14　典型安全风险辨识与分级管控清单

作业活动步骤	风险描述	风险等级	风险控制措施
燃油站操作	1.油罐、泵、管道、阀门等泄漏，遇点火源；2.卸油时柴油流速过快静电积聚放电	低风险（Ⅳ级）	1.人员进出储油区交出火种，关闭手机、对讲机等通信设施，并在入口处释放静电；2.储油区内应保持清洁，无杂草树木等易燃物品，无油污，不准储存其他易燃物品和堆放杂物，不准搭建临时建筑；3.油罐、管道和泵进行接地和跨接，定期检测接地完好；4.库房内使用防爆电气设备，柴油（ⅡA.T3），设备类别为ⅡA、ⅡB或ⅡC，设备温度级别为T3~T6；5.储油区挂"严禁烟火"警告标示牌；6.动火应办动火作业审批单，落实各项防火措施；7.储油区备有足够的可运行的消防器材，保持消防车道畅通；8.车辆指定到卸油区域，输油管线静电跨接，静电释放器正常投用；9.柴油流速不得大于4.5 m/s；10.罐内进油管线口应延伸至储罐底部
燃油站检修	燃油泄漏遇点火源	低风险（Ⅳ级）	1.检（维）修工器具使用防爆工具；2.作业人员穿防静电工作服；3.检（维）修电气设备做好静电接地；4.配备干灭火器等消防器材

作业活动步骤	风险描述	风险等级	风险控制措施
焚烧炉运行	高温烟气、蒸汽泄漏遇作业人员	低风险（Ⅳ级）	定期检查高温烟气和蒸汽管道隔热层，隔热层无破损
	炉膛内集聚大量的可燃气体遇点火源	低风险（Ⅳ级）	1.点火系统检查正常后，启动锅炉引风机和一次风机，保证锅炉床料正常流化，对锅炉炉膛吹扫不低于 5 min，保持炉膛负压 -100～-50 Pa； 2.关闭吹气阀门，打开空气雾化阀，打开油压调节阀和燃烧器一次阀，关闭检漏阀； 3.打开燃烧器二次阀，同时启动点火器点火，点火成功后，保持油枪初始油压 0.3 MPa，根据锅炉升温曲线用油压调节阀调整油枪油压，控制升温； 4.油枪点火成功后，再根据油枪火焰的亮度及燃烧状况，适当调整油压和雾化空气压力，确保燃烧完全； 5.如点火失败，必须经过充分通风后（至少 5 min）方可重新点火； 6.防止给斗着火事故，应注意及时加料，随时保证一定的料位，同时需有防回火措施
	锅炉出现满水或缺水，引起蒸汽管道及汽轮机水击和锅炉受热面爆管	低风险（Ⅳ级）	1.汽包智能水位计报警功能正常； 2.双色液位计显示正常，定期冲洗； 3.电接点水位正常完好； 4.给水泵运行正常，备用泵联动投入； 5.发现锅炉严重缺水时，应立即停炉，禁止上水； 6.给水系统中各备用设备应处于正常备用状态，并按规定切换； 7.锅炉操作人员持证上岗，提高其事故判断能力与操作技能； 8.定期对锅炉及其安全阀、压力表等安全附件进行检验及维护保养
焚烧炉检修	检（维）修人员误接触高温、高热面	低风险（Ⅳ级）	1.作业前焚烧炉／余热锅炉降温； 2.焚烧炉／余热锅炉蒸汽管道设置盲板封堵
	转动设备防护罩缺失，人员误接触	低风险（Ⅳ级）	1.转动设备维修前，需要拆除转动设备防护罩，做好人员防护； 2.转动设备完成检修后应立即恢复安全防护装置； 3.禁止在运行中清扫、擦拭和润滑机器的旋转和移动的部分，严禁将手伸入转动设备
	垃圾坑负压风机失效，可燃气体聚集，遇点火源	低风险（Ⅳ级）	1.输送可燃气体管道有效物理隔断； 2.作业前按照动火作业管理制度进行作业前的动火分析，可燃气体浓度符合《石油化工可燃气体和有毒气体检测报警设计标准》（GB 50493—2019）要求； 3.动火作业前办理作业票证并落实作业安全措施； 4.动火作业设置监护人，监护人不得擅离职守； 5.配备干粉灭火器、消防水带等消防器材

作业活动步骤	风险描述	风险等级	风险控制措施
焚烧炉检修	垃圾坑负压风机输送有毒气体，人员作业误吸入	一般风险（Ⅲ级）	1. 输送有毒气体管道有效物理隔断； 2. 保持负压状态，降低有毒有害气体浓度； 3. 作业人员配备四合一便携式检测仪，四合一便携式检测仪超限应立即撤离作业人员
余热锅炉运行	因超压和管道冲刷，材料不符合要求等原因引起炉外汽水管道、阀门、联箱及管座破裂	低风险（Ⅳ级）	1. DCS上主要温度、压力、流量和水位显示正常，各调节机构灵活可靠； 2. 锅炉启炉前进行超压报警装置试验，启动中进行安全阀手动排汽试验； 3. 每1小时记录锅炉压力并严密监视锅炉压力变化情况； 4. 锅炉启动正常后必须在DCS联锁投入MFT； 5. 控制好蒸汽输出调控与调度； 6. 锅炉超压水压试验和热态安全校验要制定专项安全措施，防止升压速度过快或压力温度失控造成超温超压现象； 7. 加强对炉外管道的巡检，对振动、水击、保温层脱落等现象分析原因并采取相应的措施，管道有漏气和漏水现象时，必须查明原因，采取有效的措施
	超温、超压、汽水品质恶化、受热面烟气/蒸汽侧氧化及焊接质量不良引起锅炉承压部件破裂	一般风险（Ⅲ级）	1. 燃烧系统设备完好，控制系统设备可靠和调整灵活； 2. 受热面检修时严把质量关，杜绝错用管材； 3. 化水运行工每2小时对锅炉给水和炉水进行检测，要求检测合格； 4. 化水运行工根据水质化验结果指导司炉工排污； 5. 加强给水设施的巡检、维护和检修，防止锅炉断水； 6. 合理控制过热器的流速和流量，避免出现超温和超压现象； 7. 定期检测管壁厚度，防止金属疲劳、腐蚀和冲刷引起的管壁变薄问题； 8. 加强管理，定期做安全门试验，制定完善的操作规程； 9. 加强吹灰器使用管理，严格执行定期吹灰制度； 10. 锅炉操作人员持证上岗
	沼气系统和除臭系统高空管道维护，检修作业人员未系安全带或未正确使用安全带	低风险（Ⅳ级）	1. 应根据作业场所选符合《坠落防护 安全带》（GB 6095—2021）的围杆作业用安全带、区域限制用安全带和坠落悬挂用安全带； 2. 使用前检查安全带是否完好有效； 3. 正确佩戴安全带，安全带高挂低用，挂点稳固牢靠
	检修过程中沼气风机装置、生化池除臭系统内硫化氢等毒性气体聚集泄漏，人员接触	一般风险（Ⅲ级）	1. 作业前通风； 2. 作业前制定有限空间作业检修方案并经审批； 3. 下井作业前办理作业票证，检测氧含量及可燃气体、有毒气体浓度并符合GB 50493—2019要求； 4. 配备必要的防硫化氢用具，穿戴正压式空气呼吸器，佩戴便携式四合一检测仪； 5. 有限空间作业设置监护人，监护人不得擅离职守； 6. 加强对职工防硫化氢等有限空间中毒和窒息的教育

（2）建立健全安全生产管理制度

根据前期的现场危险源识别结果，采取措施，制定相关作业规范，是有效确保安全的途径。安全生产管理制度是保障人身安全及财产安全的基础规定，全员必须严格遵守。

（3）应急预案

为处理突发事件，企业应制定应急预案处理程序。应急预案处理程序包括成立应急预案小组、应急预案的制定、应急预案启动、应急预案的终止及应急预案的演练。

（4）使用安全警示标志

安全警示标志包括安全色和安全标志，在线路或场地施工、高压设备、爆破物、有害危险气体存放等危险部位都应设置明显的安全警示标志，其设置要求如下。

①安全警示标志应设在与安全有关的醒目位置，标志的正面或其邻近处不得有妨碍公共视线的障碍物。

②除必须外，安全警示标志一般不应设置在门、窗、架等可移动的物体上，也不应设置在经常被其他物体遮挡的地方。

③设置安全警示标志时，应避免出现内容相互矛盾和重复的现象，尽量用最少的标志把必需的信息表达清楚。

④方向辅助标志应设置在公众选择方向的通道处，并在通向目标的最短路线处设置。

⑤安全警示标志所处位置应使大多数观察者的观察角度接近90°。

⑥安全警示标志的尺寸应符合相关标准的要求。

⑦室内及其出入口的安全警示标志设置应符合相关标准的要求。

主要安全警示标志见表4-15。

表4-15 主要安全警示标志

类型	图示
禁止标志	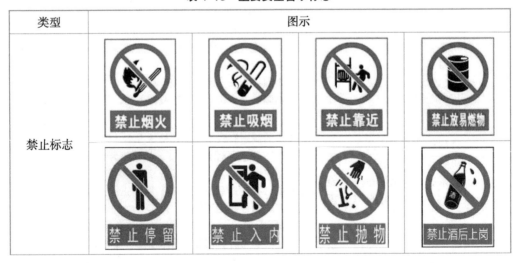

续表

类型	图示			
警告标志	当心爆炸	当心触电	当心火灾	当心夹手
	注意安全	当心落物	当心跌落	当心障碍物
指令标志	必须戴防尘口罩	必须穿防护鞋	必须戴防护手套	必须戴耳塞
提示标志	紧急出口	应急避难所	避险处	急救点
常用电力标志	止步 高压危险	止步 高压危险	有电 危险	设备在检修

（5）安全培训

安全培训分为常规性教育和特种培训两种，其中常规性教育包括企业级培训、部门级培训与班组级培训，特种培训主要指新进人员入场安全培训。

（6）安全检查

安全检查是一项细致、认真、专业和严肃的工作，要对现场所有的物、机、人、环和法进行观察及分析，是建立良好的安全生产环境及做好安全生产工作的重要手段之一，也是防止安全事故和减少职业病的有效方法。安全检查分为以下几种：

①日常性安全检查，即经常和普遍的检查。环境卫生设施运行企业一般每年进行 2~4 次安全检查；车间和科室每月至少进行一次安全检查；班组每周和每班次都应进行安全检查。专职安全技术人员的日常性安全检查应该有计划，并针对重点部位周期性地进行。

②专业性安全检查。这是针对特种作业、特种设备和特种场所进行的检查。特种作业的检查应由专业的技术人员进行，必须全方位地进行观察和测试。例如，要对升降机、电气焊机和压力容器等相关设备的运行情况、作业情况、维修及调试情况进行了解，对安全防护措施、个人防护用品的使用情况等进行连续检查，以确保其防护功能。

③季节性检查。根据季节变化对安全的影响，应组织安全技术部门进行检查，例如，春季以预防流行性病毒感染为主要内容的检查；夏季以防暑降温为主要内容的检查；秋季以防火为主要内容的检查；冬季以防寒和保暖为主要内容的检查；雨季以防雷、防电和防洪为主要内容的检查等。

④节假日前后的安全检查。节假日前后，员工工作精力相对分散，应对人员流失及出行安全等现象进行检查。注意电、水和气等不安全因素。

⑤不定期的安全检查。对新设备、新人员、新环境、新工艺、新作业规范、节假日设备试运行等情况进行检查，以确保安全。

4.4.8 "6S"管理的发展

4.4.8.1 "6S"管理推行成果巩固

刚开始推行"6S"管理时，现场的作业人员和管理人员都饱含热情，期待"6S"管理能够为现场带来巨大改变。但随着领导的推行与员工的参与热情都逐渐消退，如何有效保持推行成果成为重中之重。建立健全的"6S"管理长效机制，对于巩固"6S"管理成果、确保现场管理持续改进、提升员工素养、预防事故、提高质量、节约成本、增强企业形象以及支持其他管理系统的实施都具有重要作用。

企业可以制定"6S"管理相关规定，明确各部门和员工的职责，确保"6S"管理工作的落实。定期对"6S"管理工作进行督促检查，对发现的问题及时进行整改，确保"6S"管理取得实效。以垃圾焚烧发电厂为例，"6S"管理生产现场考核内容见表4-16。

表4-16　"6S"管理生产现场考核内容

项目	编号	考核内容
危险废物区	1	挂（贴）《区域标识牌》《危险废物管理规程》《危险废物管理公示牌》
	2	划区域线并设置围护栏，废品放置不能超线（栏）
	3	危险物品要分类摆放，堆积不能超高，要定期清理
	4	规定危险废物储存间钥匙有专人保管

项目	编号	考核内容
电焊区	5	原材料、木板、钢材等贵重材料不能露天放置
	6	各种材料要有其固定放置区域及《区域标识牌》，要分类并整齐摆放
	7	氧气瓶要定位放置（使用完及时归位）
	8	没有使用的气瓶开关要盖紧
	9	气管不能有漏气和破损
	10	使用明火时要有使用明火申请单，并在工作区配置灭火器
	11	工作场所要合理规划，并划区域线定位
	12	下班后工作场所要打扫干净，废料、铁屑等及时清理
	13	电焊机等机械电源线不得裸露，电源插座不得有破损和掉落
	14	工作人员上班时要使用防护用具（品），如手套、电焊帽等
	15	使用明火区不能放易燃和易爆物品
	16	待维修的各种物品要分类并划分区域整齐摆放
生产现场	17	生产线上不能放置与工作无关的物料（物品）和工具
	18	生产现场需堆放的物料要分类，有区域线、相应标示卡，物料进出库台账本并摆放整齐
	19	作业区要有明显的"标识"（区域线和名称标识牌）
	20	私人物品不能在工作区出现
	21	电源线不能直接散落在地板上，应按规则固定，不得有裸露
	22	没有使用的工具、夹制具和检具要按规定整齐放在相应的架子上和箱子里
	23	长期不用的、与当天生产无关的物料、半成品、工具等不能在工作场所出现
	24	设备上不能放置各种物品（料）
	25	作业工具的放置区域要易于取放且方便工作
	26	作业工位不能放置与工作无关的工具、物料等
	27	巡检点检柜架上不能放置工作用具以外的杂物
	28	零件架、工作台、清洁柜和垃圾桶应在规定"标识"场所放置
	29	不同区域要有与之相关的《区域标识牌》
	30	零件和零件箱应在指定场所水平直角放置
	31	空箱不能到处乱放，用完后要及时归位放置，并且要保持表面无尘
	32	宣传白板和公布栏内容要定期更换，并标明责任部门及责任人姓名
	33	清洁工具用完后要放入清洁柜或指定场所
	34	上班时员工不能做与工作无关之事（如聊天、打瞌睡、串岗等）
	35	各种柜及架上面要按所放置的物品（料）张贴与之相对应的"定位标识"
	36	各种物料（品）放置要整齐，不能超（压）区域线

续表

项目	编号	考核内容
生产现场	37	工作中不能使用未被检测确认的测量工具
	38	私人物品不能在工作场所出现，要按要求放置在规定区域
	39	各种消防器、电源开关和物料架（柜）前不能放置任何物品
	40	线下面不能有零配件、半成品、垃圾等，要及时清理
	41	各种标识牌规格大小、字体和颜色要统一，安置要端正，不能有歪斜、掉落和破损，表面字迹要清晰，保持无尘
	42	各种区域线油漆不能有脱落
	43	地面应保持无尘、无纸屑、无各种零配件等杂物
配电房	44	配电房门上应贴有"非工作人员勿进"的标示牌，并且要有相关的制度来规范
	45	每天进行巡查，并且有《日巡检表》记录
	46	消防器材要齐全，通道保持畅通
	47	电器设备上要有相应的《操作规范》或《作业指导书》
	48	配电箱各种指示灯和显示器上不得有灰尘和损坏
	49	危险区域要设有"特别警示牌"，地板上要画有警示线，防止他人靠近
	50	配电房的门不能上锁，地板及相关设施要保持表面无灰尘
	51	不同的线管和气管要涂有不同的颜色标识，便于识别，防止误用
仓库	52	仓库要有《区域化分平面图》并贴在明显处，制作要规范
	53	仓库分大备件间和小备件间，钥匙由专人保管
	54	各种物料要建立台账，其记录要完整、及时和准确
	55	各种物料要标有型号、名称、仓位编码，且字迹要清晰
	56	货架要有《物料卡》，记录要详细和准确
	57	物料要分类、分区域、定位和整齐放置
	58	物料架上要有《物料定置图》，以便寻找和取放
	59	物料上要有明确的标识，标识要与实物名称相符
	60	各物料放置区要有区域线，区域划分要规范
	61	物料要摆放整齐，不得超高，要按重低轻高的原则摆放
	62	当天领发和进库的物料台账要及时记录，数据要准确
	63	通风和透气，以便防潮和防腐
	64	消防器材和设备要齐全，通道保持畅通
	65	按要求安装防爆灯、应急灯和安全出口指示灯
	66	地面要保持干净，无杂物堆放
	67	各种物料架、物料和货筐上不能有灰尘
	68	滞料要及时处理，不能在仓库放置超过一个月
	69	不同物料不能混放，标识要清楚，实物与标识要相符

续表

项目	编号	考核内容
人员	70	上班期间穿戴好最新版厂服并佩戴好工牌
	71	对上级保持基本礼仪
	72	厉行节约并杜绝浪费
	73	遵守公司各项规章制度
	74	工作与生活中使用礼貌用语，不得说脏话、粗话等
	75	上班时间不能做与工作无关之事（如说笑、打闹、打瞌睡和吃零食）

4.4.8.2 星级现场建设

通过不断完善，现场管理逐步深化到星级现场。星级现场是以《企业现场管理准则》（GB/T 29590—2013）为基础，按照"6S"现场管理标准及目视化管理标准要求，建立优质、高效、安全和规范的现场管理系统。星级现场评审流程为文字评审和现场评审，递交文字评审并审核通过后，进入现场评审。评判结果定级分为三星、四星和五星，五星为最高等级。图 4-12 为现场管理星级标准评级模式。其意义为：①现场管理推进要素是现场管理的驱动力；②现场过程管理系统构成标准的支柱，各种工具方法的系统运用构成了现场三大管理过程的基础；③现场管理相关结果。

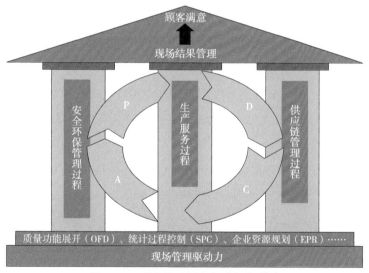

图 4-12　现场管理星级标准评级模式

企业可以通过"星级现场"创建，全面提高其在产品和服务的质量、成本、交付能力等各方面的绩效水平，营造优质、高效、低耗、均衡、安全和文明的整体氛围，实现以顾客为中心，提升效率和效能，优化节拍、节省时间和节约资源（"一心""二效""三节"），更好地满足顾客和相关方需求，增强企业的核心竞争力，实现企业现场的规范管理和企业卓越绩效模式的有效落地。星级现场评定标准见示例4-2。

【示例4-2】

星级现场评定标准

（1）目的

为全面提升×××公司（以下简称公司）现场管理能力，体系化推进基层现场管理。同时，作为公司鉴定组和各单位鉴定组评定星级现场的依据，特制定本标准。

（2）适用范围

本标准适用于公司各单位（含子公司）。

（3）等级划分

星级现场分为3个等级，即三星现场、四星现场和五星现场。

（4）星级现场的评分

①依据本标准中"管理规范化、安全本质化、环境整洁化、行为标准化"4个模块的评价内容进行打分。

总评分计算方式为：总分 =（管理规范化积分 $/75 \times 35$）+（安全本质化积分 $/40 \times 30$）+（环境整洁化积分 $/30 \times 20$）+（行为标准化积分 $/30 \times 15$）+（管理加或减分）。

②管理加分项：现场被评为月度双基管理先进现场每次加0.3分；现场员工被评为双基管理优秀个人每人每次加0.1分；优秀"全员改善日"成果展示每次加0.1分。

③管理减分项：双基公司督查每考核1 000元，扣减总分0.1分，减分上限为5分。

④公司星级现场鉴定工作组按照评分结果确定现场等级：大于等于70分且小于80分的为三星现场区；大于等于80分且小于90分的为四星现场；大于等于90分的为五星现场。

（5）星级现场评定标准及检查指南（附录）

（6）附则

①本标准由×××部负责解释。

......

5

设施和设备迭代

5.1 价值工程

5.1.1 价值工程的含义

根据《价值工程 第1部分：基本术语》（GB/T 8223.1—2009）的定义，价值工程是通过各相关领域的协作，对所研究对象的功能与费用进行系统分析，持续创新，旨在提高研究对象的一种管理思想和管理技术。

价值工程（Value Engineering，VE）也称为价值分析（Value Analysis，VA），是一套在保证同样功能的前提下降低成本的比较完整的科学方法。价值工程是研究如何以最低的寿命周期成本可靠地实现对象（产品、作业、服务等）的必要功能，致力于功能分析的一种有组织的技术经济思想方法和管理技术。与之有关的概念为功能、全寿命周期成本、生产成本和使用成本。

功能是指研究对象能够满足某一种需求的一种属性，即产品的具体用途。功能可分为必要功能和不必要功能，其中必要功能是指用户所要求的功能以及与实现用户所需求的功能有关的功能。价值工程的功能一般是指必要功能。价值工程对产品的分析，首先是对其功能进行分析，通过功能分析，厘清哪些功能是必要的，哪些功能是不必要的，从而在改进方案中去除不必要的功能，补充不足的功能，使产品的功能结构更加合理，达到可靠地实现使用者所需功能的目的。

全寿命周期成本是指产品在其寿命期内所发生的全部费用，包括生产成本和使用成本两部分。生产成本是指发生在生产企业内部的成本，包括研究开发、设计及制造过程中的费用。使用成本是指用户在使用过程中支付的各种费用的总和，包括运输、安装、调试、管理、维修、耗能等方面的费用。

5.1.2 价值工程的基本原理

价值、功能和成本的关系为：价值等于功能（或效用）与成本（或生产费用）

之间的比值 [式（5-1）]。

$$价值（V）= \frac{产品功能（F）}{全寿命周期成本（C）} \qquad (5-1)$$

价值工程的目的是从技术与经济的结合角度去改进和创新产品，使产品既要在技术上可靠实现，又要在经济上所支付费用最小，达到两者的最佳结合。其中涉及的"最低的寿命周期成本"是价值工程的经济指标，"可靠地实现所需功能"是价值工程中的技术指标。

由式（5-1）可以推导出的提高价值的方法见表 5-1。

表 5-1　提高价值的方法

变量	公式
成本不变，功能提高	$价值（V\uparrow）= \dfrac{产品的功能（F\uparrow）}{产品的寿命周期成本（C）}$
功能不变，成本下降	$价值（V\uparrow）= \dfrac{产品的功能（F）}{产品的寿命周期成本（C\downarrow）}$
成本略有增加，功能大幅提高	$价值（V\uparrow）= \dfrac{产品的功能（F\uparrow\uparrow）}{产品的寿命周期成本（C\uparrow）}$
功能略有下降，成本大幅度下降	$价值（V\uparrow）= \dfrac{产品的功能（F\downarrow）}{产品的寿命周期成本（C\downarrow\downarrow）}$
成本降低，功能提高	$价值（V\uparrow）= \dfrac{产品的功能（F\uparrow）}{产品的寿命周期成本（C\downarrow）}$

5.1.3　基于价值工程分析的方法

开展价值工程活动的过程是一个发现问题并解决问题的过程，针对价值工程的研究对象，逐步深入提出一系列问题，通过回答问题与寻找答案，最终解决问题。在一般的价值工程活动中，所提问题通常有以下 7 个方面：

（1）价值工程的研究对象是什么？

（2）它的用途是什么（功能分析）？

（3）它的成本是多少（成本分析）？

（4）它的价值是多少（功能与成本的比）？

（5）有无其他方法可以实现同样的功能？

（6）新方案的成本是多少？

（7）新方案能满足要求吗？

围绕这 7 个问题，价值工程的一般工作步骤如表 5-2 所示。

表 5-2 价值工程的一般工作步骤

阶段	步骤	说明
准备阶段	对象选择	对象是什么？明确目标、限制条件和分析范围。一般由项目负责人、专业技术人员和熟悉价值工程的人员组成。包括具体执行人、执行日期、工作目标等
	组成价值工程领导小组	
	制订工作计划	
分析阶段	收集整理星系资料	用途是什么
	功能系统分析	成本是多少
	功能评价	价值是多少
创新阶段	方案创新	是否有其他代替的新方案
	方案评价	新方案的成本是多少
	方案编写	
实施阶段	审批	新方案能否满足要求
	实施与检查	
	成果鉴定	

5.1.3.1 选定价值工程的对象

（1）价值工程对象的选择原则

价值工程对象的选择过程就是收缩研究范围，明确分析研究的目标，确定主攻方向的过程。

实践中无法将构成产品或服务的所有零部件和环节都作为价值工程的改善对象，为了节约资金、提高效率，只能精选其中一部分来实施价值工程。

选择价值工程对象应遵循的一般原则：优先考虑在企业生产经营上迫切需要的或对国计民生有重大影响的项目，在改善价值上有较大潜力的产品或项目。

在实际工作中，企业可根据具体情况，有侧重地从设计、生产、工艺、销售、成本等方面的因素中，初步选择价值工程活动的对象。

价值工程对象的确定大致可以从下面几个方面考虑：

①成本大的产品；

②产量大的产品；

③用户意见多的产品；

④结构复杂和零件多的产品；

⑤投入小而收益快和设计周期短的产品；

⑥同类型产品中技术落后的产品；

⑦占产品成本比重大的零部件；

⑧对国计民生影响大的产品；

⑨对企业经营目标影响大的产品和零部件；

⑩社会需求量大而竞争激烈的产品。

（2）选择方法

1）ABC 分析法（成本比重法）

由帕累托（Pareto）创造的分析方法，目前已经被广泛使用，尤其是在材料成本分析中。

将零件按其成本大小进行排序，按照表 5-3 中的原则分类。

表 5-3　价值分类原则

零件种类	零件数量 n/%	零件成本 /%	研究对象的选择
A	10%～20%	70%～80%	重点对象
B	其余	其余	一般对象
C	70%～80%	10%～20%	不作为对象

2）价值系数法

价值系数法是功能评价的主要方法之一。从分析产品主要零部件的功能与成本之间的关系入手，比较零部件的功能与成本是否相适应，从中找出薄弱环节作为价值工程重点分析和改进的对象，包括：计算功能评价系数（功能重要度），该系数反映了每个零件的功能在产品总功能中的重要程度；计算成本系数；计算价值系数。

价值系数可能出现下述 3 种情况：①价值系数等于 1（或趋近于 1），该零件功能的重要性与成本在产品中所占的比例相适应，是比较理想的零件。②价值系数小于 1，该零件的功能与成本不相适应，零件成本偏高，应选为价值工程重点分析和改进的对象。③价值系数大于 1，该零件成本分配较少而使功能显得不足，此时可适当提高零件成本，补充不足功能。

3）最合适区域法——通过求价值系数来选择 VE 目标

最合适区域法是一种选择价值工程（VE）目标的方法（图 5-1）。最合适区域法的基本思路是：价值系数相同的对象，由于各自的成本系数与功能评价系数的绝对值不同，因而对产品价值的实际影响有很大差异，在选择目标时不应把价值系数相同的对象同等看待，而应优先选择对产品实际影响大的对象。至于对产品影响小的，则可根据必要的功能决定选择与否。根据价值系数选择 VE 的目标，应该区别目标的成本系数和功能评价系数，大的要从严控制，不允许其价值系数对 1 的偏差过大。对于功能系数和成本系数小的目标，则可放宽控制，即使其对 1 偏差较大，也不列为 VE 的目标。这样既可使 VE 能抓住少数对象开展工作，又不被对象过多所困扰，保证不遗漏重点。

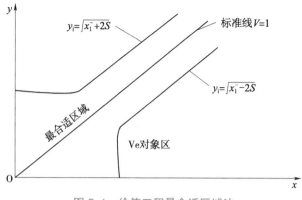

图 5-1　价值工程最合适区域法

最适合区域法的基本思想是：对于那些功能重要性系数和实际成本系数较大的零件，由于它们改善功能或降低成本的潜力大，对全局的影响大，应当从严控制，不应偏离价值系数标准线太远，即当价值系数对 1 稍有偏离时，就应选作重点对象。而对于那些功能重要性系数和实际成本系数较小的零件，因其对全局影响小，功能改善或成本降低的潜力不大，可从宽控制，允许偏离标准线的价值系数标准线远一些。

可以作为价值分析的重点对象如下：设计年代久远和技术已显陈旧的产品；重量和体积很大，增加材料用量和工作量的产品；质量差和用户意见大或销售量大和市场竞争激烈的产品；成本高和利润率低的产品；组件或加工工序复杂和影响产量的产品；成本占总费用比重大且功能不重要而成本较高的产品。

5.1.3.2　收集选定对象的信息

在选定对象后，针对对象的信息收集内容主要包含用户、技术、经济和本企业的其他方面。在收集资料时要注意目的性、可靠性和实时性。

5.1.3.3　功能分析

价值工程功能分析是价值工程活动的核心和基本内容。它通过分析信息资料，用动词和名词的组合形式简明正确地表达各个对象的功能，明确功能特性要求，并绘制功能系统图，从而厘清产品各个功能之间的关系，以便去掉不合理的功能，调整功能间的比重，使产品的功能结构更加合理。价值工程功能分析包括功能定义、功能整理和功能计量等内容。

（1）功能定义

任何产品都具有使用价值，即功能。功能的定义就是以简洁的语言对产品的使用价值加以描述。这里要求描述的是功能，而不是对象的结构、外形或材质。功能定义的目的：①明确对象产品和组成产品各构配件的功能，以此弄清产品的特性；

②便于进行功能评价，通过评价识别价值低的功能和有问题的功能，实现价值工程的目的；③便于构思方案，对功能下定义的过程实际也是为对象产品改进设计的构思过程，为价值工程的方案创造阶段做准备。

通过对功能下定义，可以加深对产品功能的理解，并为后续提出功能代用方案提供依据。功能定义一定要抓住问题的本质：这是干什么用的？为什么它必不可少？为什么没有它不行？功能定义通常用一个动词和一个名词来描述，不宜太长，尽量简洁。如基础的功能是"承受荷载"，墙体的功能是"围护或受力"。对功能所下的定义是否准确，直接关系到下一步工作的成败。

（2）功能整理

在对功能进行定义时，只是将认识到的功能用动词和名词列出来。但是因实际情况很复杂，这种表述不一定都很准确和有条理。因此需要进一步加以整理。

1）功能整理的目的。功能整理是用系统的观点将已经定义了的功能加以系统化，找出局部功能相互之间的逻辑关系，并用图表形式表达，以明确产品的功能系统，从而为功能评价和方案构思提供依据。功能整理应满足以下要求：①明确功能范围。厘清几个基本功能，以及这些基本功能是通过什么功能来实现的。②检查功能之间的准确程度。将定义下得正确的确定下来，不正确的加以修改，遗漏的问题加以补充，不必要的取消。③确定功能之间的上下位关系和并列关系，即功能之间的目的和手段时间的关系。④按逻辑关系，把产品的各个功能相互联系起来，对局部功能和整体功能的相互关系进行研究，继而达到掌握必要功能的目的。

2）功能整理的一般程序。功能整理的主要任务就是建立功能系统图（图5-2）。

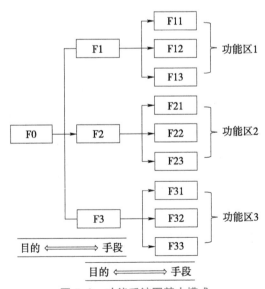

图5-2　功能系统图基本模式

因此，功能整理的过程即绘制功能系统图的过程，主要工作程序包括：①编写功能卡片。把功能定义写在卡片上，每条写一张卡片，这样便于排列、调整和修改。②选出最基本的功能。从基本功能中挑选出一个最基本的功能，即最上位的功能（产品的目的），排列在最左边。其他卡片按功能的性质，以树状结构的形式向右排列，并分别列出上位功能和下位功能。③明确各功能之间的关系。逐个研究功能之间的关系，找出功能之间的上下位关系。④对功能定义做必要修改、补充和取消。⑤按上下位关系，将经过调整、修改和补充的功能，排列成功能系统图。

（3）功能计量

功能计量就是以功能系统图为基础，依据各个功能之间的逻辑关系，以对象整体功能的定量指标为出发点，从左到右逐级测算和分析，确定出各级功能程度的数量指标，揭示出各级功能领域中有无功能不足或功能过剩问题，从而为保证必要功能、剔除过剩功能、补足不足功能的后续活动（功能评价、方案创新等）提供定性与定量相结合的依据。

功能计量又分为对整体功能的量化和对各级子功能的量化。

1）整体功能的量化。整体功能的计量应以使用者的合理要求为出发点，以一定的手段和方法确定其必要功能的数量标准，能在质和量的两个方面充分满足使用者的功能要求而无过剩或不足。整体功能的计量是对各级子功能进行计量的主要依据。

2）各级子功能的量化。产品整体功能的数量标准确定之后，就可以依据"手段功能必须满足目的功能要求"的原则，运用目的—手段的逻辑判断，自上而下逐级推算和测定各级手段功能的数量标准。各级子功能的量化方法有很多，如理论计算法、技术测定法、统计分析法、类比类推法、德尔菲法等，可根据具体情况灵活选用。

5.1.3.4 提出方案

价值工程团队可以基于功能分析的结果提出一系列创造性的解决方案。这些解决方案可能涉及技术创新、流程改进、资源配置等方面，旨在提高项目的效益。提出多个解决方案后，需要对其进行评估和选择。评估的依据包括成本效益分析、风险评估、可行性研究等。综合考虑各种因素，选择最佳方案。

5.1.3.5 组织实施

制订实施计划，注重工作内容、进度、质量、成本等方面。方案的实施和监控是项目建设的关键环节。在实施过程中，需要确保方案的有效执行，并及时监控项目的进展和效果。如果发现任何问题或风险，需要及时调整方案，以确保项目的成功实施。

5.1.3.6 成果评价

成果评价是对方案的实施效果进行评估，包括成本节约、质量改进、进度提升等方面。评价可以通过对实际数据的收集和分析来进行，如对成本和质量指标进行对比分析，对项目进度进行追踪和评估。评价结果可以量化地反映方案的实际效果，为后续的工作提供参考。

可持续性评价是对方案的可持续性进行评估，包括环境可持续性、社会可持续性和经济可持续性等方面。可以通过方案对环境、社会和经济的影响进行分析和评价，如在方案对环境资源的消耗和排放、对社会公平和福利的影响、经济可持续性等方面进行分析，评价结果可以评估方案的可持续性和对可持续发展的贡献度，为项目的环境保护和社会责任提供支持。评价重点关注经济效益、社会效益和环境效益。

5.2 设备迭代

5.2.1 设备的磨损

5.2.1.1 设备的有形磨损

（1）设备在使用过程中，在外力的作用下产生的磨损、变形和损坏，称为第一种有形磨损，这种磨损的程度与使用强度和使用时间长度有关。

（2）设备在闲置过程中受自然力的作用而产生的实体磨损，如金属件生锈、腐蚀、橡胶件老化等，称为第二种有形磨损，这种磨损与闲置的时间和所处环境有关。上述两种有形磨损都会造成设备的性能、精度等的降低，使得设备的运行和维修费用增加，效率降低，导致设备使用价值的降低。

5.2.1.2 设备的无形磨损

设备的无形磨损不是由生产过程中的使用或自然力的作用造成的，而是由于社会经济环境变化造成的贬值，是技术进步的结果。无形磨损有两种形式。

（1）设备的技术结构和性能并没有变化，但由于技术进步，设备制造工艺不断改进，社会劳动生产率水平提高，同类设备的再生产价值降低，因而设备的市场价格也降低了，致使原设备相对贬值。这种磨损称为第一种无形磨损。这种无形磨损的后果只是现有设备原始价值部分贬值，设备本身的技术特性、功能及使用价值并未发生变化，故不会影响现有设备的使用。因此，不会产生提前更换现有设备的问题。

（2）第二种无形磨损是由于科学技术的进步，不断创新出结构更先进、性能更完善、效率更高、耗费原材料和能源更少的新型设备，使原有设备相对落后、经济效益相对降低而发生贬值。第二种无形磨损的后果不仅是使原有设备价值降低，而且技术上更先进的新设备的发明和应用，会使原有设备的使用价值局部或全部丧失，这就产生了是否用新设备代替现有陈旧落后设备的问题。

有形和无形两种磨损都引起设备原始价值的贬值，这一点两者是相同的。不同的是，遭受有形磨损的设备，特别是有形磨损严重的设备，在修理之前常常不能工作；而遭受无形磨损的设备，并不表现为设备实体的变化和损坏，即使无形磨损很严重，若其固定资产物质形态没有磨损，仍然可以使用，只不过继续使用在经济上是否合算，需要分析研究。

（3）设备的综合磨损是指同时存在有形和无形磨损的情况。对任何特定的设备来说，这两种磨损必然同时发生并互相影响。某些方面的技术要求（如高强度、高速度和大负荷技术的发展），必然使设备的有形磨损加剧。同时，某些方面的技术进步又可提供耐热、耐磨、耐腐蚀、耐振动和耐冲击的新材料，使设备的有形磨损减缓、但无形磨损加快。

5.2.2　设备技术改造

5.2.2.1　设备技术改造的含义

设备技术改造是指应用先进的经验，根据生产的需要改变现有设备的结构，给旧设备换上新部件和新装置，改善现有设备技术陈旧状态，使其在一方面或几方面达到先进水平。在技术进步迅速的今天，由于技术日新月异，很多设备（通用设备）尽管处于完好状态，但因技术落后，需要用新设备来更新。设备技术改造具有较强的针对性和适用性，经过企业自行改造后的设备，对生产的适应性好，一般比新型设备来得合用。此外，一种设备从规划、设计研制到成批生产需要经历较长的时间，因此技术化改造的设备其技术经济效果可以比新型设备更加先进。

5.2.2.2　设备技术改造的原则

设备改造是指针对其中一种设备进行改进、升级或优化，以提高设备性能、延长使用寿命或适应新的功能需求。设备改造的原则主要包括符合可行性、有效提高设备性能、适应市场需求、经济合理。设备技术改造示意见图5-3。

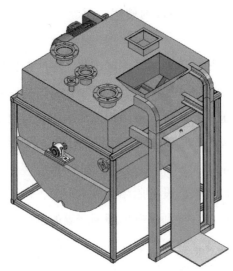

图 5-3   设备技术改造示意

（1）符合可行性

设备改造必须符合可行性原则，即改造方案在技术上能够实现，并且能够在实际操作中得到验证和推广。改造方案的设计必须充分考虑设备的结构、材料、工艺等因素，确保改造后的设备能够正常运行，并且在改造过程中能够保证操作人员的安全。

（2）有效提高设备性能

设备改造的目标是提高设备的性能，因此改造方案必须能够在实际操作中有效地提高设备的性能指标。改造方案可以通过改变设备的结构、优化设备的工艺过程、增加设备的功能等方式来实现。改造方案的设计必须考虑设备的基本功能，确保改造后的设备能够满足用户的需求。

（3）适应市场需求

设备改造必须考虑市场需求，即改造后的设备能够适应市场需求，并且能够满足用户的需求。设计改造方案时必须根据市场需求进行调研和分析，了解市场上类似设备的竞争情况，并根据市场需求制定改造方案。改造方案的设计还必须考虑设备的生产成本和销售价格，确保改造后的设备在市场上具有竞争力。

（4）经济合理

设备改造必须经济合理，即改造方案在投入产出比上是合理的。改造方案的设计必须考虑设备的改造成本和改造后的经济效益，以确保改造后的设备能够在经济上产生可观的回报。改造方案的设计还需考虑设备的使用寿命，以确保改造后的设备能够在一定时间内保持良好的性能。

5.2.2.3 设备技术改造的发展

推进信息化和智能化。应运用信息技术，特别是计算机技术、网络技术、通信技术、控制技术等，改善运行和管理模式，提高运行效率和服务水平。打造新型工业互联网基础设施，新建或改造产线级、车间级、工厂级等生产现场，形成生产单元广泛连接、深度融合、数据要素充分利用和创新应用高效赋能的先进工厂。

5.2.3 设备更新

在现代企业中，设备更新是一项至关重要的任务。随着科技的不断发展和进步，设备更新不仅能提高企业的工作效率和竞争力，还能减少设备故障和维修成本。选择合适的设备更新方案对企业的发展至关重要。

在选择设备更新方案时，有几个重要因素需要考虑：

（1）技术先进性

设备更新的首要目标是提升技术水平和效率。因此，选择技术先进的设备非常关键。先进的设备通常具有更高的生产能力、更低的故障率和更丰富的自动化功能。选择拥有最新技术的设备，可以提高企业的竞争力。

（2）成本效益

设备更新需要一定的投资，因此成本效益也是一个重要考虑因素。在选择更新方案时，需要综合考虑设备价格、维护成本、能源消耗等因素，并评估其对企业的长期经济效益。设备更新的经济分析如图 5-4 所示。

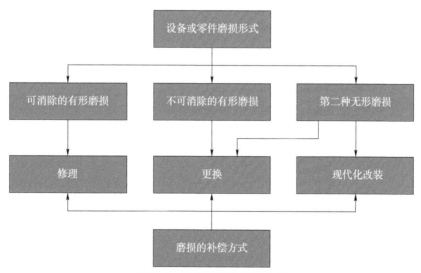

图 5-4　设备更新的经济分析

（3）兼容性

设备更新需要兼容现有的设备和系统。如果设备更新方案不能与现有的设备和系统无缝集成，那么将增加额外的成本和工作量。因此，兼容性是一个需要重点考虑的因素。

（4）可升级性

随着时间的推移，技术和市场都在不断变化，选择具备可升级性的设备更新方案可以在未来减少更新的频率和成本。因此，可升级性也是一个重要考虑的因素。

（5）供应商支持

设备更新方案的供应商支持也非常重要。优秀的供应商可以提供专业的技术支持和售后服务，帮助企业解决设备运行中的问题。因此，在选择设备更新方案时，需要考虑供应商的信誉和服务水平。

设备更新方案的选择需要根据以上因素综合考量，主要包括以下几种。

（1）升级现有设备

升级现有设备是一种相对成本较低的更新方案。通过更换某些零部件或添加某些功能，可以提高设备的性能和功能，并延长其使用寿命。这种方案适用于设备性能仍然可以满足需求，只需要进行小规模改进的情况。

（2）替换单个设备

替换单个设备是一种逐步更新的方案。根据设备的使用情况和需求，逐个替换老旧设备。这种方案成本相对较低，并且可以逐步将设备更新到较新的技术水平。然而，这种方案可能需要较长的更新周期，并且在更新过程中可能存在设备兼容性问题。

（3）批量替换设备

批量替换设备是一种较为快速和彻底的更新方案。将所有设备一次性替换为新设备，可以迅速提升整个生产线的效率和技术水平。这种方案需要较大的投资，并且可能需要对现有的设备和系统进行重建和调整。

（4）设备租赁

设备租赁是一种灵活的设备更新方案。企业可以根据需要租用最新的设备，而无须承担设备购买和维护的成本。这种方案适用于设备更新频率较高的企业，但可能需要付出较高的租赁费用。

5.2.3.1　设备更新方案比选方法

设备在达到一定使用期限时，由于有形磨损和无形磨损的共同作用，需要利用新设备进行更新。这种更新取决于设备使用寿命的效益或成本高低。

设备的寿命在不同情况下有不同的内涵和意义。现代的设备不仅要考虑自然寿命，还要考虑技术寿命和经济寿命。

（1）设备的自然寿命

设备的自然寿命又称物质寿命，是指设备从投入使用开始，直到因物质磨损严重而不能继续使用或报废为止所经历的全部时间，主要是由设备的有形磨损所决定的。做好设备维修和保养可延长设备的物质寿命，但不能从根本上避免设备的磨损。任何一台设备磨损到一定程度时，都必须进行更新。因为随着设备使用时间的延长，设备不断老化，维修所支出的费用也逐渐增加，从而出现恶性使用阶段，即经济上不合理的使用阶段，因此，设备的自然寿命不能成为设备更新的估算依据。

（2）设备的技术寿命

科学技术的迅速发展，一方面对产品的质量和精度要求越来越高；另一方面也不断涌现出技术上更先进和性能更完善的机械设备，使得原有设备虽然还能继续使用，但因不能保证产品的精度、质量和技术要求而被淘汰。因此设备的技术寿命就是指设备从投入使用到因技术落后而被淘汰所延续的时间，即设备在市场上维持其价值的时间，故又称有效寿命。例如一台电脑，即使完全没有使用过，它的功能也会被更为完善和技术更为先进的电脑所取代，这时它的技术寿命可以认为等于零。由此可见，技术寿命主要是由设备的无形磨损所决定的，一般比自然寿命要短，而且科学技术进步越快，技术寿命越短。所以在估算设备寿命时，必须考虑设备技术寿命期限的变化特点及其使用的制约或影响。

（3）设备的经济寿命

经济寿命是指设备从投入使用开始，到继续使用在经济上不合理而被更新所经历的时间。经济寿命是由设备维护费用和使用价值决定的。设备使用年限越长，所分摊的设备年资产消耗成本越少。但是随着设备使用年限的增加，一方面需要更多的维修费维持原有功能；另一方面设备的操作成本及原材料、能源耗费也会增加，年运行时间、生产效率、质量将下降。因此，年资产消耗成本的降低，会被年度运行成本的增加或收益的下降所抵消。在整个变化过程中存在某一年份，使设备年平均使用经济效益最好。我们称设备从开始使用到其年平均使用成本最小（或年盈利最高）的使用年限 N_0 为设备的经济寿命。所以设备的经济寿命就是从经济观点（成本或收益观点）确定的设备更新的最佳时刻。设备的经济寿命 N_0 见图 5-5。

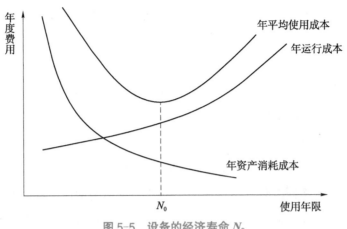

图5-5　设备的经济寿命 N_0

5.2.3.2　设备更新对象

（1）役龄过长的设备

设备役龄接近或超过预定的使用年限，往往会使设备的有形磨损和无形磨损都达到相当大的程度，难以恢复设备预定的功能，并使运行费用大大增加。因此在考虑制订设备更新规划时，应先对设备役龄进行分析，列出超期服役的设备清单，再进一步进行经济分析。

（2）性能和制造质量不良的设备

此类设备由于自身存在难以消除的缺陷，设备各项技术性能（如可靠性和经济性）都较差。

（3）经过多次大修已无修复价值的设备

设备每进行一次大修，性能都要较以前差，设备运行费用会逐步增加，大修间隙期也将缩短，费用逐次递增。过多大修不仅在经济上是不合理的，而且还会阻碍技术进步。

（4）技术落后的设备

主要包括由无形磨损引起的，生产效率低、劳动强度大、性能不稳定和环境污染严重，甚至危及安全生产的和不宜再继续使用的设备。

（5）不能适应新产品发展的设备

企业产品的更新换代对设备在生产效率、精度和性能方面提出更高的要求，企业原有的部分陈旧设备已不能适应新产品发展的要求，应及时进行设备更新。

（6）浪费能源的设备

鉴于节约能源的要求，应通过设备更新，采用节能型的新设备。

对以上各类设备，设备管理员应建议企业优先考虑进行设备更新，但还要通过进一步技术经济分析以后才能作出设备更新决策。设备更新的技术性分析如下：

①新设备能否满足生产要求：分析设备工作范围、运行速度和生产效率、设备精度和工作能力、超负荷运行的持久性、动能和资源的消耗水平及供应的可能性。

②新设备是否新颖先进：分析设备在采用新的自动装置后，辅助工装夹具调整工作时间是否减少；新设备的结构和精度是否能确保加工质量；控制装置、安全装置、特殊辅助装置等机构是否齐全。

③新设备能否带来效益：分析设备调整和更换工装夹具是否更为容易；是否能减少对操作工操作技能的依赖性，以减少人为因素对加工质量的影响；能否用一台新型设备来承担两台以上旧设备的工作量；设备的可靠性和维修条件是否有改善。

④劳动条件和环境保护方面是否得到改善：新设备能否消除费力的手工作业并改善劳动条件；新设备是否符合环境保护要求；新设备能否节省占地面积和减少辅助设施，使作业环境比较理想；新设备能否为用户提供良好的服务。

⑤经济方面的有关问题：新设备的投资是否能很快收回；新设备的有效使用寿命是否适宜；新设备的维修费用、功能消耗和使用费用是否较旧设备低；购买新设备的资金是否落实；若通过贷款更新设备，是否具备偿还能力。

5.2.3.3 设备更新时机

设备更新是企业运营过程中重要的环节，合理的设备更新时间可以提高设备效能，降低维修和更换成本。可以通过储存和分析设备的使用数据帮助确定设备的更新时间。

（1）数据采集

要确定设备更新时间，首先需要采集设备的使用数据。这些数据可以包括设备的运行时间、故障次数、维修时间、维修费用等。数据采集可以通过设备传感器、监控系统、维修记录等方式进行。确保数据的准确性和完整性对于后续的分析至关重要。

（2）数据预处理

采集到的原始数据需要经过预处理，包括数据清洗、数据去重、数据转换等步骤。数据清洗可以去除异常值和缺失值，保证数据的一致性和可靠性。数据去重可以避免重复计算和分析。数据转换可以将数据统一到相同的单位和格式，方便后续的计算和比较。

（3）数据分析

在数据库中，可以利用 SQL 语言和数据分析工具对设备使用数据进行分析。常用的分析方法包括统计分析、趋势分析和预测分析。

1）统计分析

统计分析是通过计算设备的平均运行时间、平均故障次数、平均维修时间和平均维修费用等指标，了解设备的整体使用情况。可以通过比较不同设备的指标，找出使用效果较差的设备进行更换。

2）趋势分析

趋势分析是通过绘制设备使用数据的趋势图，观察设备的使用情况是否存在明显的变化趋势。可以通过趋势分析找出设备使用异常的时间段，并进一步分析和处理。

3）预测分析

预测分析是通过建立设备使用数据的模型，预测设备未来的使用情况。可以利用时间序列分析、回归分析等方法，预测设备的故障概率和维修需求，从而确定更换时间。

4）决策制定

通过数据分析，可以得到设备更换的相关指标和预测结果，并根据企业的实际情况和需求，制定设备更换的决策。决策制定可以考虑设备的使用效果、维修成本、设备寿命等因素，综合评估设备更换的时机和方式。

5）数据监控与更新

设备更换决策的实施和效果监控同样重要。通过持续监控设备的使用数据和维修记录，及时更新数据库中的数据，进行新一轮的分析和决策制定，可以不断优化设备更换策略，提高设备的利用率和效能。

5.2.3.4 设备更新的发展——智慧协同

依托物联网技术和移动互联网技术，对"人、机、料、法、环"进行全过程实时管理。服务部署在智慧城市管理云端，对接智慧城市网络，以云服务的方式随时为管理者和作业者提供服务。综合利用5G、时间敏感网络（TSN）、软件定义网络（SDN）等新型网络技术，在安全可靠的前提下，推动企业办公、生产管理、监控预警、工业控制、物联网等网络互通，加快信息（IT）运营（OT）网络融合。

例如，垃圾焚烧发电厂是处理固体废物的重要场所，可以通过高温燃烧将垃圾转化为能源，同时减少废物的体积。随着社会对环保和资源利用的关注不断增加，垃圾焚烧发电厂的设备更新和发展也变得至关重要。

（1）智慧协同技术在垃圾焚烧发电厂的应用

自动化控制系统：垃圾焚烧发电厂现在采用先进的自动化控制系统，监测和控制焚烧过程中的温度、压力、流量等参数。这些系统可以实时调整操作参数，确保焚烧过程稳定和高效。

智能感知技术：智能传感器和监测设备可以实时监测垃圾堆的温度、湿度、气体排放等信息。这些数据有助于优化焚烧过程，提高能源回收效率，减少环境污染。

数据分析与预测：利用大数据分析和机器学习技术，可以对垃圾焚烧过程进行预测和优化。这可以帮助运营商预测设备故障，提前进行维护，降低停机时间（图5-6）。

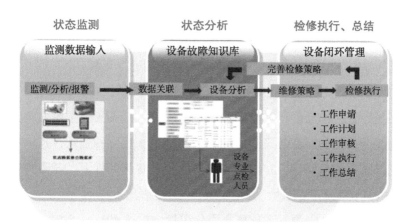

图5-6 设备数据分析与预测示意图

云计算和物联网：垃圾焚烧发电厂可以通过云计算和物联网技术实现远程监控和管理，随时随地监测设备状态，远程控制操作，提高设备的可用性和可维护性。

智能排放控制：垃圾焚烧过程中产生的废气是一个重要的环保问题。智能排放控制系统可以监测废气组分，根据实时数据调整废气处理设备，确保排放符合环保标准。

（2）智慧协同的优势

提高效率：智慧协同技术可以优化垃圾焚烧过程，提高能源回收效率，减少废物体积，降低运营成本。

减少环境影响：垃圾焚烧发电厂可以通过智能排放控制和数据分析减少废气排放，降低对环境的影响，符合环保法规和标准。

提高可持续性：智慧协同技术有助于延长设备的使用寿命，缩短维护停机时间，提高设备的可持续性。

提高安全性：自动化控制系统和智能感知技术可以提高垃圾焚烧发电厂的安全性，降低人员安全风险。

实现资源回收：智慧协同技术可以帮助垃圾焚烧发电厂更好地分离可回收材料，提高资源回收率。

综上所述，智慧协同技术在垃圾焚烧发电厂的设备更新和发展中起着重要作用。

通过自动化控制、数据分析、云计算和物联网等技术，可以提高效率、减少环境影响及提高可持续性，并实现资源回收。这些技术的应用不仅有助于改善垃圾焚烧发电厂的运营情况，还有助于保护环境和提高资源利用率，符合现代社会对可持续发展的要求。

5.2.3.5 典型飞灰资源化设备设施更新

企业的设备迭代更新是提高企业素质、促进企业技术进步、增强企业内在的发展能力和对外界环境变化的适应能力的需要。设备迭代通常和技术迭代联系紧密。随着技术的不断进步和革新，设备也需要不断地更新和升级，以适应新的技术要求和应用需求。本小节以飞灰资源化设备设施更新为例进行介绍。

传统的生活垃圾焚烧飞灰处理处置容易出现以下问题：

（1）飞灰处置办法局限，安全问题凸显。现阶段，飞灰的主要处理方式为送生活垃圾填埋场分区填埋。虽然飞灰经固化后得到了稳定化的处理，其依然属于危险废物，长期堆填并不会降解。在本地不具备安全处置的条件下，若需要转移处置或者利用其他方式处置难度都极大。

（2）占用大量土地资源。飞灰螯合固化质量增重达 40% ~ 50%，体积大，随着填埋问题的暴露，填埋场选址极其困难，填埋资源日益短缺，飞灰填埋场库容日趋饱和，飞灰填埋处理成本越来越高。

"低温热降解 + 三级逆流水洗 + 蒸发结晶分盐"技术路线的提出，能够有效解决上述问题。这种技术通过低温热降解技术去除二噁英，三级逆流水洗技术脱除氯盐，化学矿化重金属，采用自动化程度高、节能且稳定的 MVR 技术实现洗灰水蒸发结晶分盐。与传统的固化 / 稳定化技术相比，"低温热降解 + 三级逆流水洗 + 蒸发结晶分盐"技术的引入无疑会促进飞灰处理处置设备的迭代与更新。飞灰处理设备和设施迭代对比见表 5-4。

表 5-4 飞灰处理设备和设施迭代对比

设备和设施名称	工艺	主要设备	控制系统
飞灰螯合固化设备	飞灰螯合 + 固化 + 填埋	三组输灰机、混炼机、称重设备和打包机	PLC 现场控制
飞灰资源化设备	低温热解 + 三级逆流水洗结晶分盐	低温热解炉、MVR 蒸发器和超滤	DCS+NVR 自动控制系统

设备的迭代更新可以提高设备的自动化程度、降低生产能耗、提高处理效率以及减少二次污染的风险，有助于企业实现更加环保和可持续的生产模式。同时，通过自动化控制系统的引入，可以进一步提高焚烧飞灰处理处置过程的稳定性和可靠性。

6 改进与创新

6.1 持续改进

持续改进是逐渐和持续的增加改善，侧重于通过员工的不懈努力，实现连续不断的微小改善，从而达到既定目标。此过程强调员工职业道德的培养、工作交流、培训、小组活动。随着市场竞争的加剧和对环境卫生设施运行的进一步重视，环境卫生设施运行企业必须不断提高效率、降低成本并提供更高质量的产品。本章将探讨持续改进的各个方面，包括其含义、主要内容、方法以及五条黄金法则。

6.1.1 持续改进的含义

持续改进在全面质量管理（TQM）中是一个核心原则，它是指组织在其所有运作和流程中寻求和实现改善的持续过程。这种改进不仅限于解决现有的问题，而是一个积极的、不断完善的过程，旨在不断提高效率、质量和客户满意度。持续改进要求组织在各个层面上都具有适应性和灵活性，能够快速响应市场变化、技术进步和客户需求的演变。

基于全面质量管理理念，将人员、设备、材料、方法、环境和测量这些影响组织运行质量的主要因素融入公司文化、策略和日常操作，采用 PDCA 循环系统以持续改进，有利于公司的长久稳定发展。

在实践中，持续改进涉及对组织的流程、产品和服务进行定期评审和优化，包括识别任何导致效率低下、成本增加或质量降低的因素，并采取措施进行改进。它不仅关注解决问题，更关注预防问题的发生，并且在改进过程中寻求创新和创造性的解决方案。

持续改进还要求组织的每个成员都参与其中。从高层管理到基层员工，每个人都被鼓励提出改进的建议，并在实施这些改进中发挥作用。这种全员参与的方法不仅提高了员工的参与度和满意度，而且促进了更广泛和更深入的创新。

总体来说，持续改进是一种组织文化，它强调不断追求卓越和优化。它是一个动态的和循环的过程，包括规划、执行、检查和行动，以此确保组织能够持续地学习、适应和进步。通过这种方法，组织不仅能够应对当前的挑战，而且可以为长期的成功和可持续发展打下坚实的基础。持续改进不是一次性的活动或项目，而是组织运作的一个不可分割的部分，要求持续关注、评估和改进。这种方法的成功依赖于领导的支持、员工的参与和对质量的不懈追求，通过这些努力，组织可以实现更高的效率、更好的客户服务和更强的市场竞争力。

6.1.2　持续改进的主要内容

持续改进与成本、质量和交货期之间的关系密切，它们是组织绩效的 3 个关键方面。与这些方面相关的持续改进的主要内容有：

（1）成本控制和降低

成本分析：持续改进包括对各个方面的成本进行分析，包括生产、运营、材料采购、人工成本等。这有助于确定成本的主要来源和潜在的改进机会。

消除浪费：通过"6S"方法，可以识别和消除生产过程中的浪费，从而降低成本。

采购优化：寻找更具成本效益的供应商、原材料和零部件，以降低采购成本。

（2）质量提升

质量管理体系：建立和维护质量管理体系（如 ISO 9001），以确保质量标准得到遵守。

问题识别和解决：持续改进强调识别和解决质量问题，以降低缺陷率，减少废品的数量，提高产品可靠性。

统计过程控制：使用统计方法来监测和控制生产过程，以确保产品质量的一致性和稳定性。

（3）交货期的可靠性

供应链优化：优化供应链管理，确保原材料和零部件及时供应，以减少交货期延误。

生产计划和排程：采用有效的生产计划和排程方法，以确保订单能够按时交付。

风险管理：识别和管理潜在的交货期风险，制订应对计划以应对不可控的情况。

在成本、质量和交货期 3 个目标中，质量永远享有优先权。理解和强调质量在持续改进过程中的优先权是非常重要的，因为质量直接关系到客户满意度、企业声誉和长期竞争力。鉴于此，本书将深入探讨质量为何是持续改进的最重要目标，并探讨如何在成本、质量和交货期之间找到平衡。

（1）质量优先原则的重要性

1）质量对客户满意度的影响

质量是客户最关心的因素之一。客户在购买产品或服务时，首要关注的通常是产品的质量，他们期望获得高质量的产品以满足其需求和期望。因此，质量对客户满意度具有直接而深远的影响。当客户感到产品或服务的质量得到保证时，他们更有可能满意。

2）质量对企业声誉的影响

企业的声誉是企业长期成功的关键因素之一。高质量的产品或服务有助于企业树立积极的声誉，吸引更多客户和业务伙伴。相反，低质量的产品或服务可能导致企业声誉受损，进而影响企业的可持续发展。因此，保证质量不仅有助于维护声誉，还能提升企业的市场竞争力。

3）质量对成本的影响

尽管高质量通常需要额外的投资，但从长期来看，它可以降低总体成本。低质量可能导致额外的成本，如召回、维修和售后服务。高质量能减少这些额外成本，同时降低废品率和返工率，提高效率，最终降低生产成本。因此，保证质量是降低成本的一种有效手段。

（2）保证质量的意义

1）确保产品一致性

质量保证确保产品或服务在不同时间和地点都能保持一致的高质量水平。这有助于树立客户对产品的信任，因为他们知道无论何时购买，都会获得相同水准的质量。

2）预防质量问题

质量保证不仅关注问题的检测和纠正，还注重问题的预防。通过在生产过程中实施控制措施和标准化工作流程，可以预防质量问题，从而避免不必要的成本和客户投诉。

3）改善生产效率

质量保证有助于提高生产效率。标准化工作流程、减少废品和返工，以及持续改进流程，都有助于降低生产成本，提高资源利用效率。

4）提高客户满意度

客户满意度是企业成功的关键因素之一。通过保证质量，企业能够提供高品质的产品或服务，满足客户需求，增强客户忠诚度，并获得口碑传播，进一步拓展市场份额。

（3）实现质量优先的持续改进

1）建立质量管理体系

建立和维护质量管理体系是实现质量优先、持续改进的基础。国际标准化组织（ISO）的 ISO 9001 质量管理体系标准提供了建立、实施和维护质量管理体系的框架，以确保质量标准得到遵守。

2）培养质量文化

质量文化是质量优先的关键。企业应培养一种文化，强调每个员工都对质量负有责任，鼓励员工参与问题识别和解决，并奖励和认可他们的贡献。

3）培训和发展员工

员工是实现质量优先的关键。企业应提供培训和发展机会，确保员工具备必要的技能和知识，以便员工有效地参与质量管理和改进活动。

6.1.3　持续改进的方法

持续改进是公司在不断追求卓越和创新的过程中采取的关键方法之一。在这个过程中，标准化、"6S"、消除浪费等方法扮演着重要的角色。这些方法相互作用，使企业能够逐步提升绩效，实现可持续发展。

（1）标准化

标准化可以确保工作流程和操作规程的一致性，使每个员工都遵循相同的标准进行工作。这可以降低操作变异性，提高产品和服务的质量，并减少错误和缺陷的发生。另外，标准化可以简化培训过程。使新员工可以更容易地学习和适应标准化的工作流程，缩短培训周期，提高员工的效率。此外，标准化提供了一个持续改进的基础。通过定期审查和更新标准操作程序，企业能够不断适应变化和新的挑战，保持竞争力。最重要的是，标准化为企业建立了一个稳定的运营环境，有助于降低风险，提高生产效率，减少浪费，最终实现卓越和创新的目标。因此，标准化在持续改进中具有不可替代的意义，它是组织成功的关键因素之一。

标准化在持续改进中的实施方式包括以下关键步骤：①明确标准化的目标和范围，确定需要标准化的工作流程和操作规程。②收集相关数据和信息，分析并评估当前的工作流程，以识别潜在的问题和改进机会。③制定和编写标准操作程序，确保其清晰、简洁且易于理解。④培训员工，确保员工了解并能够遵守新的标准化流程，同时鼓励员工提供反馈和建议。应定期审查和更新标准操作程序，以适应变化和持续改进的需求，同时建立监测和评估机制，以确保标准化的有效性和一致性。⑤标准化需要全员参与，建立企业文化，鼓励员工积极参与标准化的实施和维护，确保标准化不仅仅是一个过程，而是一种长期的承诺，有助于提高生产效率、产品质量和员工素养，推动持续改进的实现。

（2）"6S" 方法

如前文所述，"6S" 方法强调整理、整顿、清扫、清洁、素养和安全 6 个步骤，以改善工作环境和工作效率。"6S" 的意义在于通过整理、整顿、清扫、清洁、素养和安全 6 个步骤，创造一个高效、安全、有序和清洁的工作环境。这不仅可以提高生产效率，降低成本，而且可以改善产品质量，减少浪费，增强员工的自律和责任感。此外，"6S" 有助于确保工作场所的安全性，减少事故和伤害的发生，提高员工的安全意识。它还可以促进可视化管理，使问题能够迅速被发现和解决。通过持续改进，"6S" 方法有助于企业不断提高绩效，增强员工士气，提升整体工作环境，使企业能够更好地适应变化和竞争，实现长期成功和可持续发展。因此，"6S" 在环境卫生设施运行领域都具有广泛的应用。

"6S" 的实施方式基于 6 个关键步骤，每个步骤都有特定的任务和方法。①整理：要求清理和分类物品，只保留必需的项目；②整顿：为物品分配适当的位置和标签，以便易于找到和访问；③清洁：维持工作环境的卫生和整洁，包括定期清扫和维护；④规范：制定和遵守标准化的工作流程和操作规程，以确保一致性和质量；⑤素养：培养员工的自律和责任感，使他们长期保持 "6S" 原则的实施；⑥安全：确保工作场所的安全性，通过培训、定期检查和报告机制来降低事故和伤害的风险。实施 "6S" 需要全员参与，培训员工，建立标准化流程，并定期审查和改进。

（3）消除浪费

消除浪费是指识别和减少生产和管理过程中的非价值增值活动，包括减少不必要的步骤、材料、时间和劳力，以提高效率和降低成本。通过消除浪费，企业可以实现以下几个关键目标：①提高生产效率。消除不必要的步骤和活动，可以优化工作流程，减少等待时间和处理时间，从而提高生产效率，降低生产成本。②提高产品质量。浪费往往与错误和缺陷有关，通过减少浪费，组织可以提高产品质量，减少客户投诉和退货。③提高员工满意度。员工可以更专注于有意义的工作，减少重复性任务和不必要的努力，提高工作满意度和士气。④提高组织的竞争力。在竞争激烈的市场环境中，降低成本、提高质量和效率是组织生存和持续发展的关键。因此，消除浪费不仅是一种管理方法，也是一种战略决策，有助于组织实现可持续发展。通过持续改进和消除浪费，组织能够更好地满足客户需求，提高效益，实现长期的成功。

在持续改进方法中，消除浪费的实施方式至关重要。首先，组织需要认真审视工作流程和操作，以识别潜在的浪费源，包括时间浪费、资源浪费、原材料浪费、人力浪费等。一旦浪费源被明确识别，就需要设立明确的目标，确定改进的方向，如提高效率、降低成本、减少库存等。其次，制订并实施相应的改进计划，这可能涉及重新设计工作流程、简化操作步骤、优化资源利用、减少库存、改进交付流程等。同时，定期监控和评估改进措施的实施效果，通过数据分析、绩效指标跟踪和员工反馈来确保目标的达成。培训和教育也是关键，组织需要培养员工的节约意识，让他们积极参与改进活动，分享经验和建议。最后，建立一种持续改进的文化，鼓励全员参与，确保改进工作持续进行，促进组织不断进步，提高竞争力。消除浪费不仅可以提高效率和质量，还有助于降低成本，增加可持续性，是持续改进方法的核心之一，为组织的可持续发展提供坚实的基础。

持续改进不同的方法都达到了推动组织的卓越发展这一共同目标。标准化提供了一致性和可预测性的基础，"6S"方法在此基础上通过优化工作环境进一步提高效率和安全，而消除浪费则是在标准化和"6S"方法的基础上进一步精简流程和减少资源消耗，从而达到最优的运营效率。这3个方法共同构成了一个综合的持续改进框架，帮助组织在追求卓越和创新的道路上不断前进。

6.1.4 持续改进的五条黄金法则

持续改进的五条黄金法则是在问题解决和改进过程中的重要指导原则，它们帮助组织更有效地应对问题、找到根本原因并实现持续改进。

（1）法则一：如果发生问题，首先去现场

这一法则强调了现场信息的重要性。去现场可以立即获取准确的信息，避免误解和信息传递延迟，加快问题解决的速度；有助于快速了解问题的实际情况，尤其在制造、生产、建筑等领域。在建筑工地，如果出现施工问题，施工管理人员去现场检查可以及时发现问题，并采取措施以确保工程进度不受影响（示例6-1）。

【示例6-1】

如果发生问题，首先去现场

某垃圾焚烧发电厂在某年某月某日进行交接班时，接班人小沈发现2号炉三烟道右侧蒸发器、低过、中过和高过烟气温度急剧下降；主蒸汽流量下降，烟气含水率上涨迅速，怀疑2号炉右侧炉内发生爆管。小沈上报后锅炉操作组长安排检修人员至现场检查，并将情况汇报值班长。检修人员在现场对2号炉各部件检查后发现，2号炉右侧2、3烟道灰斗处有大量水流出，三烟道8号、9号吹灰器间有大量水汽外冒，且2号炉相关参数，右侧烟气温度从 480℃ 降至 95℃、给水流量从 45 T/h 升至 76 T/h、汽包水位升至 +36 mm、汽包压力从 4.07 MPa 降至 3.87 MPa、主蒸汽流量从 41 T/h 降至 22.5 T/h、烟气含水率上升至 30%。根据以上情况判断，较大可能为 2 号炉一级蒸发器发生爆管。检修人员在现场汇报检修结果后值班长通知 2 号炉紧急停炉，成功避免了后续事故的发生。

（2）法则二：检查发生问题的对象

问题定位至关重要。只有深入检查问题涉及的对象，才能找到问题的真正根本原因，而不只是应对表面症状。检查对象有助于排除其他潜在因素，集中精力解决核心问题（示例 6-2）。

【示例 6-2】

检查发生问题的对象

某垃圾焚烧发电厂在某年某月某日发现，1 号循变低压侧开关 440 跳闸，联络开关合闸运行。电气专工接到通知后立即组织检修人员至现场排查问题。经检查，1 号循变低压侧开关 440 不能自动储能且不能合闸（将开关柜摇至检修位可以手动合闸，摇至备用位后开关不能动作）。经电气技术人员及检修人员对发生问题的开关控制系统进行进一步排查，发现问题为 1 号循变高压侧开关柜 9103-1 号循变低压侧开关柜保护端子短路所致，将该线路处理后该设备恢复正常。该事件通过对发生问题的设施设备进行详细检查，对故障情况进行及时处理，确保了整体设备的稳定运行。

（3）法则三：立即采取暂时性的措施

这一法则强调了问题解决的紧迫性，即在找到根本原因之前，采取暂时性措施以防止问题进一步扩大。采取暂时性措施有助于稳定局势，避免问题恶化，为深入调查和解决问题争取时间（示例 6-3）。

【示例 6-3】

立即采取暂时性的措施

某垃圾焚烧发电厂在某年某月某日发现 UPS 报主路整流输入 S 相欠电压，系统切换至旁路运行且反复来回切换。经检查初步判断为 UPS 控制主板故障，数控测压主板故障。整流模板主板故障待定。经与厂家联系沟通，备件配送需要两天时间。在此期间，该企业采取了以下暂时性措施以保证系统稳定运行：

1. 关闭 UPS 的逆变器，切换至旁路运行模式。

2. 拆除"维修旁路"机械挡板，并将其切换至热备状态。

3. 运行人员每小时检查一次 UPS 的运行状况。如果发现逆变器被投入使用且系统又切换回主路运行，他们将直接在控制面板上关闭逆变器，并在第一个控制箱下将"维修旁路"开关合上。

4. 对柴油发电机进行试运行，以应对全厂断电等紧急情况。一旦发生此类情况，运行人员需立即启动柴油发电机，并确认 UPS 是否被投入使用。

这些暂时性措施旨在确保该厂电力系统在备件更换和修复之前能继续稳定运行，保证企业电力系统能够继续维持其原有工作能力。

（4）法则四：查找问题发生的真正原因

这一法则强调了根本原因的重要性，即不仅要解决表面问题，而且要找到问题发生的根本原因。查找根本原因有助于长期解决问题，减少未来的问题和成本（示例 6-4）。

【示例 6-4】

查找问题发生的真正原因

某垃圾焚烧发电厂于某年某月某日对设备 3 号炉进行检修时发生停炉问题。事情发生后安全技术部立即组织相关人员调查事故原因，以避免之后再次发生类似问题。经过对事故参与人员的调查。分析事故原因如下：

1. 检修过程中，安全措施设置不合理。检修前已考虑推料小车存在前移风险，并设置保障措施，但设置不合理，影响了螺栓的拆卸，在作业过程中拆除了保障措施，导致推料器被带入焚烧炉是造成此次事件的主要原因。

2. 检修过程管理混乱，信息传递不及时，部分人员不了解公司的信息传递流程和具体要求，未及时将相关信息传递至公司管理层，认为自己能处理好，一再拖延时间，延误处理时机。检修公司抱有"亡羊补牢"的思想，未考虑到事件的严重性。

3. 运行当班值长和锅炉专业人员惯性思维未分析到严重后果，未及时汇报现场情况。

根据事故分析结果，该企业对事故发生的根本原因进行了深入分析与探究，有效避免该事故的再次发生。

（5）法则五：使对应措施标准化，以避免类似问题的再次发生

这一法则强调了标准化措施的重要性，即确保问题的解决方案得到持续应用，预防问题的重复发生。标准化措施有助于建立最佳实践，提高问题预防和管理水平

（示例 6-5）。

【示例 6-5】

使对应措施标准化避免类似发生

某垃圾焚烧发电厂为预防"四管"泄漏情况的发生，特别制定了相关防范措施，其具体细则如下：

一、检修方面

1. 安全技术部制订和落实防磨、防爆检查计划，对于易引起磨损的烟气走廊位置、导流板、防磨罩、防磨瓦等部位进行检查。

2. 设备运行时间接近或达到寿命时，对受热面进行寿命评估，并根据评估结果及时安排更换。

3. 受热面更换时要有具体的更换方案及措施，焊接必须由合格焊工施焊，事先要制定焊接工艺标准及焊接工艺评定书，焊接方案须经相关部门批准后方可实施。无损探伤检测人员必须经过培训合格方可工作。

4. 锅炉"四管"用钢材、焊接材料必须符合国家标准，进口的钢材和焊接材料必须符合合同规定的有关国家的技术标准。

5. 完善防磨与防腐措施，采用新技术和新方法来增加设备的使用寿命。

二、运行方面

1. 加强运行管理，加强对受热面运行中的超温监控，对超温现象加强技术分析，对运行人员加强技术指导。

2. 发生"四管"泄漏时，应及时停运，防止冲刷扩大损坏其他管段。

3. 加强吹灰管理，制定合理的吹灰程序、参数和吹灰周期，避免发生由于操作不当或吹灰设备存在缺陷而造成的受热面吹损。

4. 启炉和停炉过程中应该注意控制炉膛温度升温和下降速度，不得超过规程规定。

5. 加强运行人员规范操作和对参数的合理控制。规范操作和合理控制是机组运行的核心。运行人员应精心组织燃烧，防止出现火焰偏斜、燃烧中心不合适、烟温偏差等问题，导致磨损增加、结焦、高温腐蚀和对流受热面超温等事件发生。

6. 对由于运行过失造成的受热面泄漏或爆破事故应认真查明原因并明确责任，以便吸取教训采取相应的对策。

该细则的制定使对应措施更加标准规范，并能够有效避免类似问题的发生。

目前，我国多数行业均已进入"运营为王"的时代，高水平的管理对于提升企业综合实力有着重要现实意义。持续改进是一种精细化管理理念，不仅适用于传统工业和制造业，对于环境卫生设施的管理也格外适用。

6.2　数字孪生

数字孪生技术是一种将物理世界与数字世界相结合的先进技术，它模拟和复制现实世界中的物体、过程或系统，以数字化的方式创建其虚拟副本。这种虚拟模型通常通过传感器数据、大数据分析、人工智能和模拟建模等技术实现。数字孪生技术的目标是实现物理世界和数字世界之间的无缝集成，以便更好地理解、监测、优化和控制复杂的现实系统。近年来，数字孪生技术在工业企业领域的应用进入了探索实践阶段。随着智慧绿色发展理念的不断变革和数字孪生的理念孕育而生，数字孪生相关技术不断发展。数字孪生契合了当前为产业转型升级赋能的战略需求，是产业发展新的创新源和发力点，将成为智慧绿色产业发展新阶段的核心底座。

6.2.1　数字孪生的含义

数字孪生的核心概念是以多维数据融合和虚拟数字化模型驱动，借助历史数据、实时数据、算法模型以及数字孪生体和物理实体的闭环交互，通过监控、模拟、验证、预测和优化实现物理实体全生命周期安全、可靠和高效运转的一系列技术。数字孪生技术中的对象及其相互关系见图 6-1。

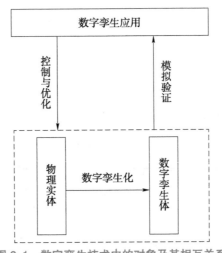

图 6-1　数字孪生技术中的对象及其相互关系

（1）数字孪生应用：基于数字孪生体以及仿真、AI 等技术而构建的应用

数字孪生的应用是指利用数字孪生技术在虚拟环境中模拟、分析、预测和优化其对应的物理实体的操作和性能的过程。这种应用通常包括创建一个详细、动态的数字模型，该模型精确地反映了物理实体的结构、功能和行为。通过这个数字模型，可以在不影响真实物理实体的情况下进行各种实验、分析和优化。

（2）物理实体：物理世界中的实体对象

数字孪生的物理实体是指任何在现实世界中存在的具体对象或系统，可以是一套机械设备、一个生产流程、一栋建筑物，甚至是整个基础设施。这个物理实体是数字孪生技术中的关键部分，因为它是被复制并在数字领域中进行模拟和分析的对象。

（3）数字孪生体：对物理实体进行数字转化后生成的与物理实体对应的数字化的虚拟对象

数字孪生体在数字孪生技术中是指物理实体在数字环境中的精确虚拟表示。这个数字化的副本或"孪生体"是一个综合和动态的模型，它包含与其对应的物理实体相同的属性、行为和动态规律。数字孪生体不仅是一个静态的数字副本，而且是一个能够实时更新和演化以反映物理实体状态变化的活动模型。

（4）数字孪生化：对物理世界的实体进行数字转化的过程

数字孪生化是指创建一个物理实体或系统的精确数字副本的过程。这个过程涉及收集关于物理实体的综合数据，包括其结构、操作和性能特性，并将这些数据转换成一个详细、交互式的数字模型。数字孪生化使得可以在虚拟环境中精确地模拟和分析物理实体的行为，为决策提供支持，优化性能，并预测未来的表现。

6.2.2 数字孪生的典型特征

数字孪生的典型特征是它创建了一个高度精确和动态的虚拟模型，这个模型集成并同步了其对应物理实体的实时数据和历史数据。这种模型不仅可以反映物理实体的结构和操作特性，还能模拟其与环境的相互作用，从而提供深入的洞察、预测和优化决策支持。通过这种方式，数字孪生成为一个强大的工具，它能够实时更新，以反映物理实体的状态变化，支持复杂的分析和模拟，从而帮助改进产品设计和优化运营效率，并增强维护和服务的能力。以下是数字孪生技术的典型特征，这些特点使其在多领域发挥着重要作用。

（1）全面感知

数字孪生以全面感知为前提。数字孪生所构建的体系是一个复杂巨系统，时刻

处于发展变化中，必须时刻掌握物理的全局发展与精细变化，实现孪生环境下的数字与物理域同步运行。数字孪生通过布设覆盖范围的多种类型传感器，建立全域和全时段的物联感知体系，对运行状态进行多维度和多层次精准监测，全面获取影像、视频、各类运行监测指标等海量数据，实现对周遭环境、设备/设施运行、人员流动、交通运输、事件进展等的全方位感知，实时获取全域全量运行数据，为数字孪生提供数据基础。

（2）精准映射

映射是构建数字世界并建立数字世界与物理世界紧密关系的过程。各类信息要素的精准匹配与精准表达是实现实际向数字映射的关键。在数字孪生的实现场景下，物理实际与数字系统是一一对应、紧密融合且双向互动的关系。通过物联感知、数字化标识、多维建模等技术，数字空间实现全域模型精准建立、全量数据精准标识和全盘孪生精准运行，保障孪生环境下的仿真推演具有可信性和参考性，从而指导物理世界运行管理决策。

（3）智能推演

智能推演是数字孪生具备智慧能力的体现，是对物理实际进行科学预测、指导与优化的关键。可以依据真实运行数据，构建不同场景下的推演模型，进而模拟和分析实际的运行状态和发展趋势，推演预测实际的发展态势与运行结果，并提出优化建议，辅助日常管理、应急指挥和科学决策。随着数字孪生数据的日渐积累，数字孪生可以通过数据去发现更多场景下的运行规律，从而能够更多样和精准地建立推演模型，使管理者可以更好地掌握运行趋势和可能发生的事件，真正实现数据驱动的智能化分析和运行。

（4）动态可视

动态可视是指将感知的多源数据进行数字化建模和可视化渲染，提供全要素、全范围、全精度真实的渲染效果，实现全空间信息和实时运行态势的动态展示。一方面，数字孪生既可以展现宏大开阔的设施设备全貌场景，也可以展现诸如地下管线、室内设施等微场景，提供全粒度和多尺度的多维展现能力。另一方面，数字孪生可视化具有突出的动态性特点，可将实时运行体征，如运行情况、环境情况、监控视频等实时信息与空间模型紧密融合，实时动态展示可视化对象的状态变化，精准反映真实状态和运行情况，使数字化系统更加鲜活。

（5）虚实互动

虚实互动是指物理空间与数字空间的互操作和双向互动，借助物联网、图形/图像、AR/VR、人机交互等领域技术的协同和融合，实现虚实空间融合、控制、反馈等能力。虚实互动的过程是指通过对物理世界的数据实时采集、接入并映射到数字世界，实现对物理世界的仿真和模拟，在数字空间中进行大数据量的计算、预测和演练，提出工厂规划、工厂建设、工厂设施 / 环境治理等的科学决策建议，相关决策建议可以指导或直接反作用于物理世界，在物理世界执行完成后，相应的执行结果再映射到数字世界，并进行信息及时更新，实现物理空间与数字空间的双向闭环互动。

（6）协同演进

协同演进是数字孪生具有高阶智慧能力的体现。在数字孪生过程中，实际运行状态与数字化运行情况在运行、数据、技术、机制等方面存在长期协同关系，长期相互反馈和影响。协同演进是以物理空间和社会空间为主体，在数字空间进行推演，并反馈进化结果，使物理空间和社会空间协同推进的过程。协同演进不仅是"协同"的，更是"演进"的，是"实际与数字模拟在各种因素的相互作用下的演进关系"，这种演进关系最终推动实际运行与数字化设施共同发展进步。

6.2.3　数字孪生的标准

6.2.3.1　数字孪生的标准化

数字孪生相关的国际、国内标准化目前均处于起步阶段，尚缺乏系统的标准体系规划，标准缺失问题突出。但值得注意的是，数字孪生主要的国际、国内标准化工作平台作用已逐步凸显。

（1）国际标准化现状

2015 年开始，数字孪生技术已开始得到了 ISO、IEC、ITU-T、IEEE 等标准化组织的关注，各组织力求从各自的领域和层面出发探索相关标准化工作。截至目前，智慧城市、能源、建筑等领域的数字孪生国际标准化工作已进入探索阶段。

2021 年，ISO/IEC JTC 1/WG 11（智慧城市工作组）成立了城市数字孪生及操作系统专题研究组。该研究组专门研究讨论数字孪生技术在智慧城市中的应用场景、预研分析和技术方案并计划发布相关标准化成果物。后续该组织将基于全世界专家在城市数字孪生参考架构、案例分析等方面的成果，推动开展相关国际标准研制工作。

2020 年，ISO/IEC JTC 1/SC 41 成立了数字孪生工作组（WG 6），开展数字孪生相关技术研究，并推动了《数字孪生概念与术语》（ISO/IEC 5618）和《数字孪生应用案例》（ISO/IEC 5719）两项国际标准的预研和立项工作。

ISO/TC 184/SC 4（工业数据分技术委员会）立项并发布了《自动化系统及集成 –

面向制造的数字孪生系统框架－第 1 部分：概述与基本原则》（ISO 23247-1：2021）。

ITU-T 近年也加大了数字孪生相关技术的标准化工作，在安全研究组（SG 17）、物联网及智慧可持续城市研究组（SG 20）分别立项了数字孪生技术相关应用需求、参考框架以及安全框架等国际标准。

IEEE 推进了数字孪生在智能工厂中应用的相关标准项目，如 IEEE 2806 系列标准——《智能工厂物理实体的数字化表征系统架构》《工厂环境中物理对象数字表示的连接性要求》。

（2）国内标准化现状

随着全国信息技术标准化技术委员会等国内标准化组织的关注和推动，城市数字孪生标准化工作也已经步入起步阶段。

2021 年 3 月，全国信息技术标准化技术委员会（以下简称"全国信标委"）智慧城市工作组成立了城市数字孪生专题组，负责开展城市数字孪生标准体系研究和城市数字孪生关键标准研究，并推动标准试验验证与应用示范工作。目前，已完成了国内城市数字孪生标准《城市数字孪生　第 1 部分：技术参考架构》的预研究工作，并进入了国家标准申报流程。同时，组织国内相关产学研用单位共同开展了城市数字孪生标准体系的研究工作，编制《城市数字孪生标准化白皮书》。

2020 年 9 月，全国信标委物联网分委会下设数字孪生工作组，对口 ISO/IEC JTC 1/WG 6，开展数字孪生技术相关标准研制工作。

此外，全国智能建筑与居住区数字化标准化技术委员会设立 BIM/CIM 标准工作组，探索开展 BIM/CIM 标准研制工作。全国地理信息标准化技术委员会从测绘和地理信息两个方面推动相关标准研制工作。

6.2.3.2　数字孪生的标准

（1）总体类标准

总体类标准是数字孪生的总体性、框架性和基础性的标准和规范，其他数字孪生标准规范应遵循数字孪生总体标准。总体类标准包括术语定义、参考架构、对象标识及测试评估 4 个子类标准。

术语定义标准：主要针对数字孪生常用概念的内涵与外延进行界定，统一数字孪生相关概念认识。

参考架构标准：主要针对数字孪生技术、数据、业务、相关方等视角，规范和厘清数字孪生相关技术、应用及价值链等之间的逻辑关系和相互作用。

对象标识标准：主要用于指导数字孪生对象标识技术应用，明确对象标识体系要求、标识注册、解析、分类编码等。

测试评估标准：主要用于指导数字孪生指标构建、成熟度评估、平台测试等，为地方数字孪生建设成效提供测试评估依据。

（2）数据类标准

数据类标准是针对数字孪生数据的表达、处理、应用和服务进行一致约定，包括数据资源、数据融合、数据管理及数据服务4个子类标准。

数据资源标准：主要用于规范数字孪生的数据资源规划、交换、数据描述、质量要求等，保证数据资源可用性。

数据融合标准：主要用于规范数字孪生中不同场景下时间、空间、语义等数据融合模式，保障一体化数据流通性。

数据管理标准：主要用于规范数字孪生所涉及的元数据、主数据、基础数据及业务数据的加工、处理、检索、管理等要求。

数据服务标准：主要用于规范数字孪生数据服务接口、交互协议、能力开放等，明确数据服务的形式、内容、质量等。

（3）技术与平台类标准

技术与平台类标准包括感知互联、实体映射、多维建模、时空计算、仿真推演、可视化、虚实交互和其他8个子类标准。

感知互联标准：主要用于规范智能感知、标识解析、实时监测、协同控制等相关技术与平台。

实体映射标准：主要用于规范将现实物理世界映射到数字孪生的要求，从而实现物理空间、社会空间与数字空间全要素连接。

多维建模标准：主要用于规范数字孪生模型构建过程和结果，统一数字孪生时空信息、事件信息、语义信息、规则信息等多维度信息的数字化表达。

时空计算标准：主要用于规范数字孪生基于时空系统的多维计算功能，确保数字孪生能够为上层应用提供全面、准确和有效的时空分析结果。

仿真推演标准：主要用于规范数字孪生仿真推演模型构建与优化、仿真任务管控、仿真推演结果验证和仿真推演体系建设要求，以确保仿真推演成效与数字孪生运行规律一致性。

可视化标准：主要用于规范数字孪生数据资源、模型资源和业务场景的可视表达要求，从而形成数字孪生渲染，满足业务应用的多样性展示需求。

虚实交互标准：主要用于规范数字孪生物理空间、社会空间与数字空间的交互，实现人机物虚实交互，满足数字孪生交互作用需求。

其他标准：主要用于规范数字孪生依托的基础网络、5G、大数据、人工智能、云计算、区块链等其他相关的共性支撑技术要求。

（4）安全类标准

数字孪生面临复杂的网络安全风险，安全类标准是保障数字孪生数据、技术与平台、运维/运营、应用的安全性和可靠性的重要基础。安全类标准包括数据安全与隐私保护、技术与平台安全、信息安全管理、基础安全防护、服务安全5个子类标准。

数据安全与隐私保护标准：主要用于规范数字孪生涉及的个人信息数据、重要数据、国家安全数据等的采集、传输、使用、管理、评估等方面的安全要求。

技术与平台安全标准：主要用于规范数字孪生依托的技术与平台的安全防护、测试评价、信息备份、恢复等。

信息安全管理标准：主要用于规范数字孪生信息安全全生命周期管理活动中的安全等级保护、安全管理、信息共享、风险管理等。

基础安全防护标准：主要用于规范数字孪生安全体系框架、信息安全保障等，用于确保数字孪生技术应用安全。

服务安全标准：主要针对数字孪生服务过程中所涉及的角色、产品、活动等要素，用于规范服务提供的基本安全、安全监管、服务安全能力、服务交易安全要求与评估等。

（5）运维/运营类标准

运维/运营类标准包括运维保障、数据运营、平台运营、应用运营和运营管理5个子类标准。

运维保障标准：主要用于规范数字孪生运维保障、运维体系、运维要求，保障数字孪生各组成部分正常、稳定运行。

数据运营标准：主要用于规范多源异构数据资源向数据资产转换、明确数据更新维护要求，提供资产检索、血缘追溯、数据流通和资产价值评价，提升数据资产的共享能力与应用价值。

平台运营标准：主要包含云运营标准和平台运营标准。云运营标准主要用于规范资源规划、云服务规划、云服务类型与质量、上云支持等，保障应用在云上的业务连续性，实现云服务价值的变现，提升云服务的使用效率与效益。平台运营标准主要用于规范平台能力的服务化、应用之间数据和业务流程的流转、平台持续优化和改进，确保平台可用及效率最优，保障上层业务系统高效、稳定运行。

应用运营标准：主要用于规范用户运营、应用评估服务、应用持续改进、赋能推广等，提升用户体验，释放数字孪生的效能。

运营管理标准：主要用于规范运营组织、运营流程、运营度量等，保障数字孪生运营有序运转和建设价值的持续实现。

（6）应用类标准

应用类标准包括规划、建设、治理、服务和产业经济 5 个子类标准，用于规范数字孪生应用技术在规划、建设、实施管理与服务过程相关要求。

参考文献

［1］中国质量协会.全面质量管理（第四版）[M].北京：中国科学技术出版社，2018.

［2］石强，朱仕友.全面质量管理实操手册 [M].北京：中国电力出版社，2014.

［3］张志强.全面质量管理与企业技术创新 [M].北京：中国经济出版社，2022.

［4］牛冬杰，秦峰，赵由才.市容环境卫生管理 [M].北京：化学工业出版社，2007.

［5］戴友芝，黄妍，肖利平.环境工程学 [M].北京：中国环境出版集团，2019.

［6］环境保护部.环境工程技术分类与命名：HJ 496—2009[S].北京：中国环境科学出版社，2009.

［7］环境保护部.环境工程　名词术语：HJ 2016—2012[S].北京：中国环境科学出版社，2012.

［8］徐龙，张莉，任资龙，等.基于多元状态估计的电厂设备状态评估和故障预警研究 [J].中国设备工程，2023(20): 199-202.

［9］徐云，吴小清，陈亮，等.基于可靠性的环境卫生设施运行维护实践 [J].设备管理与维修，2023(6): 25-28.

［10］洪孝安，杨申仲.设备管理与维修工作手册 [M].长沙：湖南科技出版社，2007.

［11］张孝桐.图表例解设备点检、维护知状态 [M].北京：机械工业出版社，2019.

［12］王振成，张雪松.机电设备管理故障诊断与检修技术 [M].重庆：重庆大学出版社，2020.

［13］胡忆沩，陈庆，王海波.设备管理与维修 [M].北京：化学工业出版社，2021.

［14］陈国华.现场管理 [M].北京：北京大学出版社，2018.

［15］张雪斌，贾俊龙，张蒙雨.工业企业现场管理 [M].北京：冶金工业出版社，2020.

［16］占必考，刘玲峰，杨庆伟.6S 精益管理 [M].北京：电子工业出版社，2022.

［17］新益为企业管理顾问有限公司.6S 精益管理实战 [M].北京：人民邮电出版社，2020.

［18］姚水洪，邹满群.现场 6S 管理实施关键点 [M].北京：化学工业出版社，2019.

［19］姚水洪，邹满群. 现场 6S 管理操作工具 [M]. 北京：化学工业出版社，2019.

［20］涂高发. 图说工厂目视管理 [M]. 北京：人民邮电出版社，2014.

［21］沈永刚. 现代设备管理（第 3 版）[M]. 北京：机械工业出版社，2020.

［22］李新久. 迈向智能：卓越设备运行管理 [M]. 北京：企业管理出版社，2023.

［23］王乃静. 价值工程概论 [M]. 北京：经济科学出版社，2006.

［24］罗伯特·B. 斯图尔特，邱菀华. 价值工程方法基础 [M]. 北京：机械工业出版社，2007.

［25］中国机械工程学会设备与维修工程分会. 设备维修与改造、设备润滑与液压技术及其应用 [M]. 北京：机械工业出版社，2011.

［26］沃麦克·琼斯. 精益思想 [M]. 北京：机械工业出版社，2015.

［27］大野耐一. 丰田生产方式 Toyota Production System[M]. 北京：中国铁道出版社，2006.

［28］约瑟夫·M. 朱兰，约瑟夫·A. 德费欧. 朱兰质量手册（第六版）[M]. 北京：中国人民大学出版社，2014.

［29］彼得·S. 潘迪，罗伯特·P. 纽曼，罗兰·R. 卡卡瓦洛. 六西格玛管理法：世界顶级企业追求卓越之道 [M]. 北京：机械工业出版社，2008.

［30］全国信标委智慧城市标准工作组. 城市数字孪生标准化白皮书 [R]. 2022.

［31］中国电子节能技术协会. 数据中心数字孪生技术规范：T/DZJN 47—2021[S]. 2021.

后　记

党的二十大报告指出人民城市人民建、人民城市为人民，加强城市基础设施建设，打造宜居、韧性、智慧城市的理念。环境卫生设施是收集、运输、转运、处理处置城市生活垃圾，防止和消除城市环境污染，保持城市卫生的一项重要基础设施。环境卫生设施的可靠运行不仅关系城市垃圾的减量化、资源化、无害化，还关系卫生城市和健康人居，对打好污染防治攻坚战，推动生态文明建设迈上新台阶，赋能美丽中国建设等具有重要支撑作用。

垃圾焚烧可破解"垃圾围城"之困，助力绿色发展。垃圾焚烧厂是我国目前数量最多、增长最快、处理能力最大的环境卫生设施。根据我国城乡建设统计年鉴，截至 2022 年我国有垃圾焚烧厂 648 座；垃圾焚烧处理量达 19 502.8 万 t；且焚烧处理能力在近 10 年以近 20% 的复合增长率高速增长，可见焚烧在城市垃圾处理中具有重要作用。焚烧发电厂作为典型的城市环境卫生设施，其可靠运行也将成为城市可持续发展的重要支撑。鉴于此，本书以垃圾焚烧发电厂的运行维护、检修、现场管理、设备迭代及技术创新等为例，阐述了环境卫生设施运行相关的理论基础和实践经验，旨在为广大从事环境卫生设施运行管理的同行提供有益的参考与借鉴。

在未来的发展中，环境卫生设施运行技术无疑将面临更多的挑战与机遇。面对国家"双碳"战略需求，通过不断的技术创新与持续改进，提高资源能源利用效率，发展节能、节水、节材、节地、资源综合利用和循环经济以响应"3060"目标，实现绿色低碳运行是必要的。同时，数字化、智能化等技术的快速发展也将为环境卫生设施的运行管理带来新的可能。结合大数据、物联网等技术手段的应用，有望实现对环境卫生设施运行状态的实时监测、预警与优化，进一步提高设施运行效率和安全性。总之，环境卫生设施的运行维护与管理是一项长期而艰巨的任务。我们需要不断探索、创新，以更加科学、高效的方式推动该技术的进步，为新时代新征程全面推进美丽中国建设贡献力量！